DE

LA CATAPHORÈSE

EN ART DENTAIRE

PAR

Le Dʳ Albéric PONT

LYON

A. REY, IMPRIMEUR-ÉDITEUR DE L'UNIVERSITE
4, RUE GENTIL, 4
1899

DE

LA CATAPHORÈSE

EN ART DENTAIRE

DU MÊME AUTEUR

TRAITEMENT CHIRURGICAL DU NOMA, en collaboration avec M. Albertin, chirurgien des hôpitaux de Lyon *(Province médicale,* 1897).

FRACTURES BI-MALLÉOLAIRES PAR FLEXION FORCÉE DU PIED *(Province médicale,* 1897).

KYSTE DERMOIDE SUPPURÉ DU PLANCHER BUCCAL, en collaboration avec M. X. Delore, chef de clinique chirurgicale à la Faculté *(Gazette hebd. de méd. et de chir.,* 1898).

TROUBLES OCULAIRES ET AUDITIFS DANS LES AFFECTIONS DENTAIRES *(Lyon médical,* 1898, et Congrès dentaire de Lyon).

TROUBLES TROPHIQUES BUCCO-DENTAIRES DANS L'ATAXIE LOCOMOTRICE *(Odontologie,* 15 janvier 1899).

DE L'ANESTHÉSIE DE LA DENTINE PAR LA CATAPHORÈSE *(Odontologie,* compte rendu de la Société d'odontologie, 1899).

DE
LA CATAPHORÈSE
EN ART DENTAIRE

PAR

Le Dr Albéric PONT

Ex-Interne des Hôpitaux de Lyon.

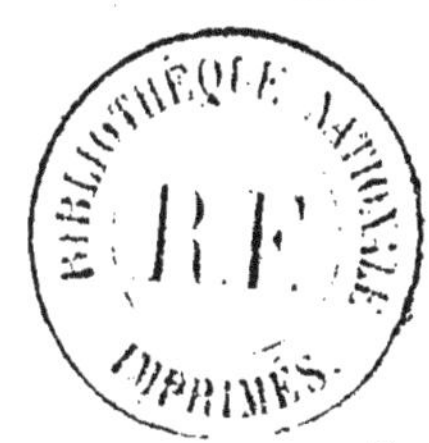

LYON

A. REY, IMPRIMEUR-ÉDITEUR DE L'UNIVERSITÉ

4, RUE GENTIL, 4

1899

INTRODUCTION

En art dentaire, l'anesthésie générale et surtout l'anesthésie locale jouent un rôle immense.

Il en faut chercher la raison dans ce fait que toute opération sur les dents est douloureuse, et nous ajouterons même intolérable, si l'intervention est longue ou l'opérateur malhabile.

La simple préparation d'une cavité est loin d'être agréable et lorsqu'un patient vient nous trouver, il est facile de savoir, sans l'interroger, s'il s'est déjà fait soigner la bouche. Son premier regard est pour la terrible machine à fraiser, et lorsque l'opérateur s'apprête à creuser la cavité avec la fraise, le facies du patient exprime déjà la terreur et l'angoisse.

Aussi la sensibilité de la dentine est une des questions les plus intéressantes, tant au point de vue scientifique qu'au point de vue pratique.

A un moment donné, nous nous sommes beaucoup occupé des divers moyens d'obtenir l'anesthésie de cette partie de la dent, et nous avions même l'intention, primitivement, d'en faire notre sujet de thèse. C'est à ce propos que nous eûmes à nous occuper de la cataphorèse, c'est-à-dire de l'introduction de substances médicamenteuses dans l'économie à l'aide du courant galvanique. Un fait nous frappa tout d'abord, c'est la rareté des travaux français, alors que les journaux spéciaux étrangers fourmillent d'articles sur cette question. Comme presque toutes les découvertes françaises, et nous pourrions dire comme toutes les découvertes en art dentaire, la cataphorèse avait besoin de nous revenir de l'étranger avant d'être adoptée en France; quoi qu'il en soit, nos observations cliniques, nos recherches bibliographiques et nos expériences nous permettent de dire que la cataphorèse est entrée maintenant dans la voie scientifique, qu'elle pourra rendre des services immenses en stomatologie et en art dentaire, et que, par conséquent, elle doit être employée par tout dentiste avide de progrès et désireux d'être utile à ses patients.

Ce travail a pour principal but de convaincre nos confrères, comme nous le sommes nous-même, que par cette méthode on peut non seulement anesthésier rapidement et d'une façon complète une dentine hypersensible, mais aussi traiter les caries aux troisième et quatrième degrés, calmer les douleurs de la périostite, et produire en quelques minutes le blanchiment des dents mortes et pigmentées.

Avant d'aborder l'étude de notre sujet, nous devons, selon l'usage, accomplir un devoir qui est très agréable pour nous, puisqu'il nous procure l'occasion de remercier, selon nos moyens, tous les maîtres qui ont dirigé nos pas dans le cours de nos études médicales.

M. le professeur Poncet, dont nous avons eu l'honneur d'être l'interne pendant notre dernier semestre d'internat, a bien voulu accepter la présidence de notre thèse. C'est là une nouvelle dette de reconnaissance que nous avons contractée envers ce maître éminent; nous n'aurons garde de l'oublier.

Nous avons eu également l'honneur, pendant nos deux années d'externat, d'avoir comme maîtres M. le professeur Bondet et MM. les professeurs agrégés Vincent, A. Pollosson et Weil.

Comme interne, nous avons été l'élève de M. le professeur Renaut, dans le service duquel nous avons eu le rare bonheur de passer deux semestres, de MM. les professeurs agrégés A. Pollosson, Vallas, Lannois, Roques et Devic.

Nous adressons à tous ces maîtres nos plus respectueux remerciements pour les conseils qu'ils nous ont prodigués : tout notre désir est de pouvoir être rangé par eux au nombre de leurs élèves.

Nous n'aurons garde doublier aussi les professeurs de l'école dentaire de Genève et ceux de l'école dentaire de Paris. Nous les remercions des leçons techniques qu'ils nous ont données. C'est grâce à eux que l'art dentaire s'est relevé et a acquis la place qu'il occupe : nous travaillerons maintenant, à leur suite, à lui faire obtenir la place qu'il mérite.

Mais il est un maître en art dentaire dont nous sommes fier d'avoir pu écouter les conseils. M. le D^r Cl. Martin, ce maître de la prothèse, à qui nous devons la découverte de la prothèse immédiate, nous a permis de passer six mois dans son atelier. Nous nous souviendrons toujours que, si nous avons quelques connaissances en prothèse, cette partie essentielle de notre art, c'est à lui que nous le devons.

Ce n'est pas sans une certaine crainte et un grand

regret que nous quittons l'internat. Parmi ceux qui n'y sont plus ou ceux qui ont le bonheur d'y être encore, nous avons trouvé de véritables amis; tous ont été de francs et bons camarades que nous n'oublierons pas.

Nous remercions enfin M. Choquet, professeur suppléant à l'école dentaire de Paris, des observations qu'il a bien voulu nous communiquer.

Ce travail sera divisé en onze chapitres. Après avoir fait l'historique de la cataphorèse et particulièrement de la cataphorèse en art dentaire, nous étudierons les propriétés du courant galvanique et les phénomènes de la cataphorèse.

Nous décrirons ensuite les instruments nécessaires et le manuel opératoire. Nous étudierons alors successivement l'emploi de la cataphorèse dans les caries des 2e, 3e et 4e degrés, dans les cas de périostite, de pigmentation des dents.

Nous verrons si elle est indiquée avant de pratiquer une extraction, nous terminerons en étudiant les causes d'insuccès et les accidents, et nous tâcherons de réfuter les objections qu'on a pu faire contre cette méthode.

Nous n'avons pas la prétention d'énumérer ici tous les services que pourra rendre la cataphorèse, car nous sommes persuadé qu'il y a là un vaste champ de recherches et de découvertes. Néanmoins, nous nous déclarerons satisfait et notre but sera atteint, si nous avons intéressé les praticiens et fixé l'attention des expérimentateurs.

LA CATAPHORÈSE

EN ART DENTAIRE

CHAPITRE PREMIER

DÉFINITION. — HISTORIQUE

Presque tous les auteurs qui se sont occupés de la cataphorèse ont essayé de lui donner un nom nouveau. C'est Porret et du Bois-Reymond qui, les premiers, ont employé le mot cataphorèse. Richardson l'appelait narcose voltaïque ; Foveau de Courmelles, bi-électrolyse ; Duncan, osmose électro-dentaire. On lui a donné aussi le nom de diffusion anodale, électrolyse interstitielle, électrolyse médicamenteuse, diffusion électro-médicamenteuse (Morton), transportation électrique, anaphorèse, etc.

Cette dernière dénomination est aussi incompléte que la première.

Le mot de cataphorèse vient en effet de deux mots grecs ($\varkappa\alpha\tau\acute{\alpha}$, $\varphi o\rho\acute{\epsilon}\omega$ — en bas, porter — porter vers le cathode, vers le pôle négatif.)

Cela est vrai pour les médicaments qui sont transportés du pôle positif au pôle négatif ; mais il n'en est plus de même, par exemple, pour l'oxygène, l'iode, etc. qui sont transportés du pôle négatif au pôle positif ; aussi, pour ces dernières substances, c'est anaphorèse qui serait le mot juste (ἀνά, φορέω, porter en haut vers l'anode, vers le pôle positif.)

Ce n'est donc pas cataphorèse, ni anaphorèse que nous devrions dire mais *électrophorèse ;* cette dernière dénomination aurait en outre l'avantage de rappeler celle d'électrolyse, avec laquelle, comme nous le verrons bientôt, l'électrophorèse a beauconp d'analogie.

Nous conserverons toutefois le mot de cataphorèse, si impropre soit-il, car c'est l'expression la plus connue et c'est celle qui prêtera le moins à confusion.

Le professeur W.-J. Morton (de New-York) définit la cataphorèse : « le transport des liquides avec les substances qu'ils peuvent tenir en dissolution, du pôle popitif au pôle négatif dans un courant passant à travers les tissus. » Cette définition n'est pas complète, puisque, comme nous l'avons déjà dit, certaines substances sont transportées au contraire du pôle négatif au pôle positif. Le Dr F. Poterson entend par cataphorèse l'introduction par l'électricité de médicaments qui pénètrent dans l'économie à travers la peau et les muqueuses. Ce processus paraît être purement physique et n'a rien à voir avec l'électrolyse.

Nous verrons, dans un prochain chapitre, que la cataphorèse se rapproche beaucoup au contraire de l'électrolyse et que, d'autre part, ainsi que l'a démontré notre collègue et ami Destot, le courant continu ne fait pas passer les substances médicamenteuses à travers la peau, cette dernière jouant en quelque sorte le rôle de membrane dyalisante.

La définition qui nous paraît être la meilleure, et que nous adopterons, est la suivante : « La cataphorèse consiste à faire pénétrer des substances médicamenteuses dans l'organisme sous l'influence du courant galvanique. »

En art dentaire, nous devrions ajouter « de faible intensité », car ce sont seulement ces courants que nous devons employer et, d'un autre côté, lorsqu'on emploie des courants de haute intensité, comme cela s'est fait pour le traitement du rhumastisme chronique et de la goutte, on risque de sortir du domaine de la cataphorèse. Il faut alors, comme le dit fort bien le Dr Destot, faire la part du médicament et celle du courant continu, et l'on arrive ainsi à se convaincre de la prédominance de ce dernier.

Le premier auteur qui s'est occupé des phénomènes de transport par le courant galvanique, est César-Antoine Becquerel. C'est lui qui, le premier, utilisa ces propriétés du courant à la formation artificielle des cristaux.

Quelques années plus tard, il appliqua sa découverte à l'étude de la physiologie végétale, et étudia d'une façon complète les modifications que les courants électriques produisent sur l'endosmose des parties végétales ou des membranes d'origine animale. La théorie scientifique de l'introduction des médicaments dans le corps humain était donc fondée.

En 1833, Fabre-Palaprat essaya le premier de faire pénétrer, à l'aide de l'électricité, des substances médicamenteuses dans l'organisme. « Il fixait sur un bras une « compresse imbibée d'une solution d'iodure de potassium « et la recouvrait d'un disque de platine relié au pôle « négatif d'une pile de vingt éléments ; sur l'autre bras,

« il plaçait une seconde compresse imbibée d'une solu-
« tion (?) d'amidon, et la recouvrait également d'un disque
« de platine communiquant avec le pôle positif de la bat-
« terie ; ces dispositions prises, il faisait passer le courant
« pendant un certain temps. Au bout de quelques minutes,
« affirmait-il, l'amidon avait pris une teinte bleue, mon-
« trant que l'iode avait passé d'un bras à l'autre bras. »
— (Althaus.)

Comme plusieurs autres, nous avons essayé à notre
tour l'expérience de Fabre-Palaprat, et nous avons toujours obtenu des résultats négatifs. L'iodure de potassium
est bien décomposé au niveau du pôle négatif et une certaine quantité d'iode absorbée ; mais jamais l'iode ne peut
être transporté jusqu'au pôle positif et, par conséquent,
donner à l'endroit où ce dernier est appliqué, la teinte
bleue caractéristique. Nous donnerons d'ailleurs l'explication de tous ces phénomènes dans le chapitre suivant. Il
est probable que Fabre-Palaprat ne fît pas ses expériences
avec la rigueur voulue, et qu'il fut ainsi conduit à des
déductions erronées.

En 1846, deux médecins allemands, Klenke et Has-
senstein, ont prétendu avoir guéri par ce moyen des cas
plus ou moins rebelles de scrofulose avec l'iodure de
potassium, de syphilis avec le mercure, etc., introduits
dans l'économie par l'osmose électrique. Mais ils n'ont
pas réussi à convaincre la profession médicale de l'exac-
titude de leurs observations.

En 1859, Richardson, qui découvrit plus tard l'anesthésie locale par les pulvérisations d'éther, essaya de
déterminer l'anesthésie en combinant l'électricité à certains agents narcotiques. Il employa un mélange de chloro-

forme, de teinture d'iode et de teinture d'aconit à parties égales. Il essaya sur des animaux, et put arriver à amputer un chien sans douleur manifeste. Mais ici le courant galvanique ne joue probablement aucun rôle, d'ailleurs ces expériences ne donnèrent aucun résultat pratique.

En 1869, Beer (de Vienne) ayant à son tour conseillé de faire absorber l'iode par électrolyse, Eulenberg étudia la question, et conclut d'expériences entreprises par Brückner, Benedikt, Utzmann, Fieber, Ossikowski et par lui-même, *qu'il était impossible de conduire l'iode à de grandes* profondeurs à travers les tissus complexes de l'organisme. Cependant, ce même Eulenberg dit que les investigations de Munck sur l'introduction galvanique de différents fluides dans l'organisme intact *(uninjured)* de l'homme et des animaux méritent une plus sérieuse attention. Munck faisait intervenir l'osmose électrique (la cataphorèse) pour produire cette absorption, qui serait hautement favorisée par l'étroitesse des pores de l'organisme humain. Pour obtenir un effet cataphorique suffisant, il faut, dit-il, mettre la substance en contact avec *l'électrode positive ou avec les deux électrodes*, faire passer un courant assez fort pendant un quart d'heure, et changer alternativement la direction du courant en renversant les pôles.

Vers 1885, on commença à associer la cocaïne et le courant continu, et le D* Boudet, de Paris, dans une conférence faite à l'Ecole dentaire de France et publiée dans la *Revue odontologique*, mars 1885, s'exprimait ainsi :

« Je dois cependant faire une exception en faveur de certaines expériences faites dernièrement en pays étranger, au moyen de l'action combinée de la cocaïne et du courant galvanique...

« Si, plus tard, les expériences que l'on tente actuellement avec la cocaïne et le courant galvanique donnent réellement un résultat favorable, alors vous pourriez avoir recours à cette méthode ; toutefois je vous conseille d'attendre avant de la préconiser ouvertement. »

La première publication complète, reproduite dans un journal professionnel français, est la suivante :

Application pratique de l'électrolyse, travail lu par W.-B. Ames D. D. S. à l'Association dentaire de Michigan *(The Ohio journal of dental science, Progrès dentaire*, juillet 1888 ; *l'Odontologie*, août 1888).

Dans ce travail, l'auteur s'occupe du blanchiment des dents et du traitement des surfaces pyogéniques, de la pyorrhée et des abcès ; bien que son titre n'énonce que l'application de l'électrolyse, il s'agit bien de la cataphorèse, puisque l'auteur y préconise la décomposition des médicaments, notamment des cristaux d'iodure de potassium, lesquels, en se dissolvant dans les culs-de-sac gingivaux, donnent une « idéale » solution aqueuse d'iode.

En 1888, le Dr Mac Graw, de Mankato (Etats-Unis), lut, au 25e anniversaire de la Société dentaire de Chicago, un travail dans lequel il donne une description complète de son procédé pour anesthésier la dentine sensible :
« Après avoir appliqué, dit-il, la digue de caoutchouc, je place dans la cavité une boulette d'ouate imbibée d'une solution alcoolique de cocaïne et j'appuie dessus la pointe de l'électrode positive, l'électrode négative, entourée d'une éponge bien humectée, reposant sur la joue. Puis, je fais

passer le courant; il est rare qu'il soit nécessaire d'employer plus de quatre éléments. » Telle est, avec des modifications sans importance, la méthode utilisée aujourd'hui.

Dans la même séance, le Dr F. C. Weeks, de Minneapolis, lut un mémoire sur le même sujet : « J'ai employé, dit-il, la méthode du Dr Mac Graw, et j'ai eu la satisfaction de reconnaître que l'application de la cocaïne et de l'alcool par l'électricité insensibilise la pulpe, car j'ai pu en extirper dix avec peu ou point de douleur. »

Le 25 novembre 1890, le Dr Foveau de Courmelles fit une communication à l'Académie de médecine sur l' « Electrolyse médicamenteuse ». Nous en reparlerons plus loin.

C'est au Congrès de Berlin de 1896, qu'Edison fit sa retentissante communication sur un procédé de traitement de la goutte par la cataphorèse.

Signalons à ce propos une communication du Dr Imbert de la Touche à la Société française d'électrothérapie :

« J'eus l'idée, dit-il, de modifier la découverte d'Edison d'après un système indiqué par F. Peterson. Ce système utilise aussi la propriété de transport du courant galvanique, avec cette différence que, dans la méthode d'Edison chacune des deux mains du patient étant à l'un des pôles, le courant traverse en entier l'organisme, tandis que dans la mienne, les pôles reposant sur les deux faces du même membre, le courant traverse directement le siège du mal. »

Puis, après avoir rappelé les essais antérieurs de du Bois-Reymond, de Richardson, de Erb, Lauret, Wagner, Corning, F. Peterson (qui fit une centaine d'expériences concluantes), de Morton, etc., il rapporte trois observations de malades de sa clientèle qui furent soulagés, non guéris, car, dit-il, les diathèses sont incurables.

La méthode conseillée par l'auteur diffère encore de celle d'Edison par la haute intensité du courant, que l'on porte graduellement et lentement jusqu'à 60, 80, 100 milliampères. La tolérance du malade est le seul juge de ce degré. Les mêmes intensités ne seraient pas praticables avec des plaques électrodes de petites dimensions; mais, grâce à de larges éponges trempées dans la solution médicamenteuse et appliquées des deux côtés du genou ou de la cheville, par exemple, on est étonné de la hauteur des intensités que l'on peut faire supporter. — On fait des séances de quinze à vingt-cinq minutes de durée, suivant l'impressionnabilité du sujet, et, sans qu'il soit possible d'en préciser le nombre total (qui dépend de l'état du patient, de l'ancienneté de son affection, etc.), il faut compter au moins sur une vingtaine d'applications, etc.

Ce traitement, comme on le sait, souleva de nombreuses objections, et le Dr Gauthier, en particulier, dit dans la *Revue internat. d'électroth.*, mars 1891, « que l'introduction de substances médicamenteuses à travers la peau saine, grâce à l'électrolyse, est d'une utilité thérapeutique contestable ».

Dans cette forme de traitement on emploie, en effet, des courants quinze à vingt fois plus forts que ceux que nous employons dans l'art dentaire, et on peut se demander, avec le Dr Dignat, si les résultats ne sont pas plutôt dus à l'électricité qu'à la substance médicamenteuse.

Notre collègue et ami, le Dr Destot, est arrivé, à la suite d'une série d'expériences publiées dans la thèse de Savy (Lyon, 1895), aux conclusions suivantes :

Il est certain que l'électrolyse existe dans les bains contenant les différentes solutions que nous avons indiquées, mais va-t-elle plus loin? Le fait est au moins douteux. Il résulte en effet de nos expériences que, quel que soit le sel employé, il ne s'est jamais montré dans les urines qu'après un temps beaucoup plus considérable qu'avec les autres méthodes, soit hypodermique, soit gastrique; que la peau est une membrane dialysante vivante avec ses affinités particulières, et que c'est elle qui, en somme, joue le plus grand rôle.

Facilement pénétrable à l'acide salicylique, à l'iode, aux corps volatils en général, elle devient au contraire difficile à traverser par les corps plus stables, tels que la lithine, le fer et les autres métaux. Nous ne saurions trop le répéter, c'est elle dont le rôle est prépondérant.

Le courant continu jette contre elle, soit au pôle positif, soit au pôle négatif, des corps qui s'y accolent comme les bulles de gaz sur une lame d'accumulateur; de là, ces corps sont repris par voie de dialyse.

On ne saurait légitimement tirer des effets thérapeutiques observés des conclusions sur l'action propre des médicaments employés, et cette introduction diadermique n'a de valeur thérapeutique que pour des sels extrêmement actifs; les autres effets sur la nutrition en général sont beaucoup plus imputables au courant continu qu'au sel employé. »

Il résulte des expériences et des recherches précédentes que sous l'influence du courant galvanique, des substances médicamenteuses arrivent à pénétrer dans les tissus, mais que la peau, en tant que membrane dialysante, les retient pendant un temps plus ou moins long ; c'est ce qui nous explique pourquoi le Dr Gauthier, ayant fait trop tôt ses analyses, n'a pas trouvé la lithine dans les urines. Le Dr Destot a démontré, en effet, que la lithine se retrouve dans les urines seulement au bout de vingt-quatre heures.

Mais si la cataphorèse ne peut être d'une grande utilité au point de vue de l'absorption cutanée, il n'en est plus de même pour les tissus dentaires. Il n'y a pas ici de membrane dialysante; la dentine, au contraire, est sillonnée de canalicules, et nous pouvons retirer de grands bénéfices de cette propriété du courant.

Nous laisserons de côté, maintenant, les travaux sur cette question étrangers à l'art dentaire; nous ne citerons que pour mémoire les expériences et les travaux d'Erb [1] (d'Heidelberg), de Lauret [2], de Lombroso et Matteini [3], de Cogney [4] (de Londres), de Gartner et Erkmann [5], du Dr Garel, médecin des hôpitaux de Lyon, du Dr Aubert [6], ex-chirurgien de l'Antiquaille, sur les recherches duquel nous aurons l'occasion de revenir, et enfin de notre collègue et ami le Dr Destot (th. de Savy).

Nous avons eu la bonne fortune de trouver deux articles qui nous ont évité beaucoup de recherches bibliographiques et de traductions. Le premier est celui du Dr Darin (*Bulletin de la clinique Giffart*, 1896-98), et le second est celui de M. Papot, professeur à l'école dentaire de

---

[1] Erb, *Traité d'électrothérapie*, 1884.
[2] Lauret, thèse de Montpellier, 1885.
[3] Matteini, *Riforma medica*, nov. 1886.
[4] Cognet, *Horveins society*, nov. 1889.
[5] Erkmann, *Wiener med. Blatter*, nov. 1889.
[6] Aubert, *Lyon médical*, 1892.

Paris *(Odontologie,* 1899). Ce dernier article n'a pas encore paru au moment où nous écrivons ces lignes, et nous remercions son auteur d'avoir bien voulu nous en communiquer les épreuves.

En 1891, M. Foveau de Courmelles écrivit à l'*Art dentaire* une lettre en réponse à un article publié par *the Lancet.* Cet auteur revendiquait la découverte de l'électrolyse médicamenteuse, et rappelait la communication qu'il avait faite à ce sujet à l'Académie de médecine le 25 novembre 1890. A partir de 1892, les publications deviennent de plus en plus fréquentes. Nous allons les énumérer sans les analyser ; on en trouvera d'ailleurs d'excellents résumés dans la *Revue générale* de M. Darin et dans celle de M. Papot.

1892 Westlake *(Cosmos).*

— Foulon (de Chartres) *(Revue internat. d'odontologie).*

1896 Gillett (de Newport) *(Dental cosmos).*

— Grosheintz (de Bâle) (Congrès de la Société odontologique suisse).

— De Trey et Klingelfuss (Congrès de Nancy).

— Rathborn (Quarterly circular. — *Progrès dentaire).*

— Duncan *(Société dentaire du Nord Indiana).*

1897 Crouse (de Chicago) *(Dental digest.).*

— Custer, Gillett, Morton, Barnes, Umbler, Harven, Moorhead, Bogne, Van Vœrt (réponses au *The Ohio dental journal).*

— Heise (de Cincinnati) *(Ohio dental journal).*

— Jules Fogg *(Dental cosmos).*

— Fielden Briggs *(Quarterly circular).*

1897 Nelson Chitterling (de Bloomfield) *(Progrès dentaire)*.
— Rosenthal *(Revue odontologique)*.
— Fletcher (de Saint-Louis, Etats-Unis) *(The dental digest.)*.
— Herduron *(Dental register)*.
— Ely (Société dentaire de Chicago ; *The dental digest.)*.
— Gillet (de New-York) *(Cosmos)*.
— Respinger *(Société odontologique suisse)*.
— Chrouchtchoff (Congrès de Moscou ; *Odontologie)*.
— Rigolet (d'Auxerre) (Congrès dentaire de Paris ; *Odontologie*, 1898).
— Van Vœrt *(Southern dental journal)*.
1898 Gilbert (Welch's Mouthly ; *Progrès dentaire)*.
— C. Hawley *(Dental cosmos)*.
— Moore (de Francfort) *(British journal of dental science)*.
— Custer *(Dental cosmos)*.
— Grosheintz *(Société odontologique suisse)*.
— Dr Maire *(Odontologie)*.
— Low *(Dental cosmos)*.
— Weston Price (de Cleveland) *(Dental cosmos)*.
— — — *(Ohio dental journal)*.
— Forster (de Baltimore) *(Dental cosmos)*.

CHAPITRE II

PHÉNOMÈNES DE LA CATAPHORÈSE. ÉLECTROLYSE. ÉLECTROPHORÈSE.

Avant d'indiquer comment nous devons utiliser le courant continu en art dentaire, il importe de bien définir les mots de cataphorèse et d'électrolyse.

Au sens propre du mot, la cataphorèse c'est le transport des liquides ou des solides du pôle positif au pôle négatif. — Ce transport a été découvert par Davy qui vit les particules de charbon passer du pôle positif au pôle négatif dans l'arc voltaïque.

Une autre expérience classique est celle de Porret, qui démontre que dans un vase d'eau et divisé en deux compartiments par un diaphragme de vessie, le niveau s'abaisse dans le compartiment en communication avec l'électrode positive et s'élève au contraire dans celui où est plongée l'électrode négative.

Dans l'expérience de Wittich, les mêmes phénomènes se reproduisent, malgré les lois de l'osmose, en employant au pôle négatif une solution d'albumine et au pôle positif de l'eau.

Fusinieri, dans une expérience également assez connue, constata le double transport du cuivre et de l'argent entre une lame de cuivre et une boule d'argent.

Mais, d'après Becquerel, cette expérience aurait besoin d'être répétée.

Voilà autant d'exemples de ce que, depuis Porret, on a appelé l'action cataphorétique du courant, qui est bien différente comme nous allons le voir de l'action électrolytique.

Faraday, dans sa nomenclature, dit que tous les corps composés donnent, sous l'influence du courant, des produits de décomposition appelés *ions*. Les ions qui apparaissent au pôle positif (anode) sont les anions et ceux qui apparaissent au pôle négatif (cathode) sont des cathions.

Si nous prenons un vase contenant du sulfate de cuivre et que nous y plongions les pôles positif et négatif d'une pile on constate que l'acide sulfurique se porte au pôle positif et que le cuivre se porte au négatif. Voilà ce qui constitue et ce qu'on appelle l'électrolyse.

Les anions cheminent donc du pôle négatif au pôle positif et sont électro-négatifs, puisque le pôle négatif les repousse. Les cathions, au contraire, vont du pôle positif au pôle négatif et sont électro-positifs.

La cocaïne, la morphine, la strychnine et vraisemblablement tous les alcaloïdes et tous les métaux sont des cathions et devront, de ce fait, être placés au pôle positif pour être repoussés vers les tissus.

L'iode, l'oxygène, le chlore, le chrome ; en un mot, tous les métalloïdes et tous les acides sont des anions et devront être appliqués au pôle négatif.

Mais en médecine et en art dentaire, on n'emploie pas souvent des corps simples ; les agents médicamenteux sont, en général, des sels : chlorhydrate de cocaïne, iodure de potasssium, etc.

Dans ces conditions, l'action électrolytique du courant agit toujours avant l'action cataphorétique ; le sel est décomposé en anions et cathions, et ensuite l'action cataphorétique commence.

Toutefois, d'après Herdmann, il faudrait faire une exception pour certaines substances dont les molécules sont transportées par le courant sans jamais subir l'action électrolytique :

« Les molécules de composition complexe, dit cet auteur, qui sont suspendues dans les solutions, ne se résolvent pas toujours en ions, mais voyagent dans leur forme originelle, les unes dans un sens, les autres dans une direction opposée, suivant leur nature. Ainsi, quelques-unes des matières colorantes comme le bleu de méthylène, sont transportées du pôle positif au pôle négatif, quand elles sont suspendues dans un liquide faisant partie du circuit; tandis que l'éosine est transportée de la cathode à l'anode. »

Les molécules de ces substances se comportent donc comme de véritables corps simples, mais à part ces exceptions, tous les corps composés, et en particulier toutes les substances médicamenteuses que nous employons pour la cataphorèse, subissent la décomposition en ions, avant d'être transportées par le courant. Aussi, nous ne sommes plus de l'avis de Herdmann lorsqu'il dit que certaines substances médicamenteuses peuvent être transportées intactes lorsqu'on se sert d'un courant de très faible intensité. Il est d'ailleurs obligé de reconnaître qu'on ne sait rien encore de précis à ce sujet et que l'expérience seule peut déterminer quelle doit être la force de courant nécessaire pour faire pénétrer dans les tissus une substance sans que la molécule se dissocie, ou après qu'elle a été décomposée en ions par l'électrolyse.

La soi-disant cataphorèse, la cataphorèse médicamenteuse ne serait donc, comme le dit M. Price, que de l'électrolyse pure et simple, si l'on pouvait considérer les assises cellulaires des tissus vivants, comme des membranes inertes ou comme des parois d'argile. Mais il ne faut pas oublier que l'action se passe dans un organisme vivant, et qu'il y a réunion de phénomènes physiques (électrolyse) et de phénomènes physiologiques de réaction cellulaire (catalyse).

C'est l'ensemble de ces phénomènes qui constitue ce que l'on désigne sous le nom de cataphorèse et que nous proposons, comme nous l'avons déjà dit, d'appeler électrophorèse, pour ne pas la confondre avec le phénomène de Porret.

En quoi consistent ces phénomènes de réaction ? Comment vont se comporter les anions ou les cathions, lorsqu'ils auront été projetés, stippés en quelque sorte, contre les cellules vivantes de l'organisme ? En un mot, qu'est-ce que la catalyse ? Remak a donné ce nom à un ensemble de phénomènes physiques et physiologiques et ces derniers sont :

1° Modification de la peau ;

2° Vaso-dilatation ;

3° Accroissement de l'osmose et du pouvoir absorbant des tissus ;

4° Modification de l'échange moléculaire et de la nutrition.

Si nous passons en revue les phénomènes qui se succèdent, nous voyons donc tout d'abord que la substance médicamenteuse est décomposée en anions et cathions. — Suivant le pôle employé, les uns ou les autres sont projetés contre les cellules et revêtent toutes les cavités (cavités glandulaires pour la peau, canalicules de la dentine pour la dent). Les anions ou les cathions sont absorbés, alors par osmose, d'autant plus facilement que le pouvoir absorbant des tissus est augmenté.

Nous ne discuterons pas toutes les théories différentes de celle-ci, car cela nous entraînerait trop loin et nous tenons avant tout à ne pas obscurcir le sujet; d'autre part notre collègue et ami le Dr Destot les a déjà réfutées d'une façon plus compétente que nous ne pourrions le faire.

Cette façon de comprendre les phénomènes de l'électrophorèse nous permet seule d'expliquer les faits suivants :

1° Les médicaments introduits dans la peau par le courant continu ne s'éliminent que peu à peu et beaucoup plus lentement que les médicaments introduits par la voie hypodermique;

2° Les substances médicamenteuses ne pénètrent pas profondément et ne peuvent pas traverser un pli de la peau.

Le premier fait est facile à prouver au moyen d'un sel de lithine. Si l'on injecte sous la peau, avec une seringue de Pravaz, 5 milligrammes de chlorure de lithium, une heure après le médicament apparaît dans les urines et disparait au bout de deux heures.

Au contraire, ainsi que l'a démontré Destot (voir th. de Savy. Lyon. 1895), la lithine introduite par la cataphorèse se montre seulement au bout de vingt-quatre heures et met quatre jours pour s'éliminer.

Quant à notre deuxième affirmation, à savoir que les substances médicamenteuses ne pénètrent pas profondément dans les tissus sous l'influence du courant, nous ne pouvons mieux faire pour le prouver que de citer textuellement ce que M. Aubert écrivait en 1892 dans le *Lyon médical*.

Les expériences de cet auteur ont été faites sur la peau et non sur les tissus dentaires, néanmoins ses conclusions peuvent être appliquées au sujet qui nous occupe, car il n'y a pas de différence, il n'y a qu'une question de degré.

« C'est une jolie erreur que celle de cet expérimentateur qui, ayant mis sous une électrode une solution d'iodure de potassium, retrouva cet iodure du côté opposé du membre sous l'autre électrode, et conclut au passage d'un pôle à l'autre.

Cette erreur rappelle celle, bien plus ancienne, d'un observateur qui, à l'époque de la découverte de Claude Bernard sur la matière glycogène, trouvant de l'amidon sur les doigts, crut à une fonction glycogénique de la peau. Dans le premier cas, l'erreur, bien vite signalée par Dujardin-Beaumetz, venait de ce que, pendant les manipulations, les doigts imprégnés d'iodure l'avaient porté d'un pôle à l'autre; dans le second, l'amidon avait pour origine le contact de la main avec les aliments farineux. Ceci prouve que des expérimentateurs consciencieux et habiles peuvent être induits en erreur et que certaines méthodes de recherches exposent plus que d'autres à se tromper. L'iodure de potassium a été certainement le réactif le plus employé dans les recherches sur l'absorption cutanée en général et je ne serais point surpris que bon nombre de résultats obtenus avec lui ne soient dus à quelque accident d'expérimentation.

Au contraire, le fait bien plus complexe de la mise en train localisée d'une fonction glandulaire se prête beaucoup moins à des accidents de ce genre. En l'espèce, par exemple, j'aurais mis par erreur de l'atropine ou de la pilocarpine au pôle négatif, que cela n'aurait pas entraîné d'action locale susceptible d'induire en erreur.

Existe-t-il, oui ou non, un transport du pôle positif au pôle négatif à travers une certaine épaisseur de tissus ? J'ai fait pour résoudre cette question l'expérience suivante : Si l'on prend un pli de peau ayant par exemple 1 centimètre d'épaisseur, que l'on serre ce pli entre deux électrodes recouvrant, le positif, une compresse imbibée de solution de pilocarpine, le négatif, une compresse imbibée d'eau et que l'on fasse ensuite passer un courant, la pilocarpine du pôle positif n'aura que 7 à 8 millimètres au plus à franchir pour aller impressionner les éléments glandulaires placés sous le pôle négatif. Si donc il y a un transport, on devra avoir une empreinte sudorale à la fois sous le pôle positif et sous le pôle négatif.

A cause de l'intérêt de la question, je noterai le détail des expériences.

Expérience 1. — Sur le bras, 40 milliampères, 24 éléments, durée deux minutes. Pilocarpine au pôle positif seul. Electrode positive de 2 centimètres de diamètre, électrode négative de 4 centimètres.

Empreinte nette au positif, absolument nulle au négatif.

Expérience 2. — Sur le ventre, 50 milliampères,

24 éléments, durée deux minutes ; le reste *ut supra*. Dans les deux cas, le pli de peau fortement serré entre les électrodes pouvait être considéré comme ischémié.

Empreinte nette au pôle positif, absolument nulle au négatif.

Expérience 3. — Sur la cuisse, 40 milliampères, 24 éléments, trois minutes ; le pli avait à peu près 1 cm. 50 d'épaisseur.

Empreinte nette au positif, tout à fait nulle au négatif.

Expérience 4. — Sur malade endormie pour ablation de ganglions cervicaux. Bras, 12 éléments, dix minutes, intensité étant allée à la fin à 18 avec tenue presque constante à 14 milliampères.

Empreinte nette au positif dans tous les points où une légère vésication n'a pas empêché la prise de l'empreinte. Empreinte absolument nulle au négatif. La peau y était un peu érodée par places, mais il restait assez d'espaces sains pour avoir une empreinte dans le cas où le passage se serait effectué.

De ces expériences, *je crois pouvoir conclure* que les substances introduites par cataphorèse ne pénètrent pas à une grande profondeur dans les tissus, et que le transport d'un pôle à l'autre, même pour une épaisseur qui ne dépasse pas 1 centimètre à 1 cm. 50, ne s'effectue pas.

CHAPITRE III

INSTRUMENTS ET MANUEL OPÉRATOIRE

Les instruments indispensables pour l'application de la cataphorèse sont : une source quelconque de courant de 15 à 60 volts de tension, un rhéostat, un milliampère-mètre et des électrodes positives ou négatives.

Nous allons décrire successivement chacun de ces appareils et nous étudierons ensuite d'une façon générale le manuel opératoire.

Source de courant. — Pour qu'un courant galvanique puisse être utilisé pour la cataphorèse il doit : 1° Être régulier et ne pas être sujet à des renversements ; 2° être de faible tension, car en art dentaire on ne doit dans aucun cas employer un courant supérieur à 3 ou 4 milliampères.

Dans ces conditions, il semble, au premier abord, qu'une batterie de piles ou une série d'accumulateurs puissent être les seules sources de courant utilisables. Mais actuellement on trouve chez tous les fournisseurs des installations électriques permettant d'utiliser directement le courant des compagnies non seulement pour le moteur,

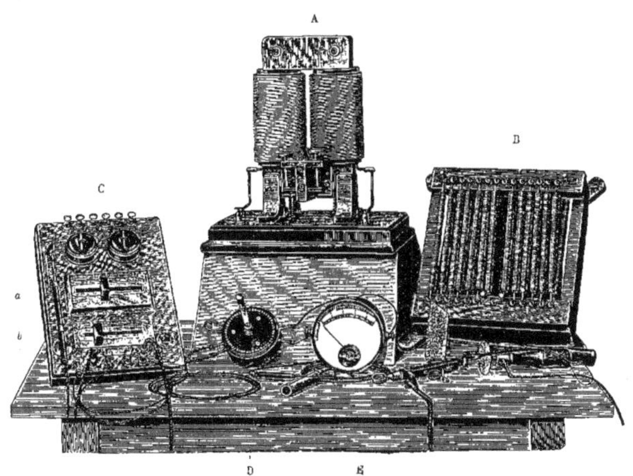

Installation électrique complète.

A, Transformateur ; B, Rhéostat de sûreté ; C, Tableau de distribution ; E, Milliampèremètre ;
D, Voltsélecteur différentiel ; a, Voltsélecteur ; b, Rhéostat.

mais pour le galvano-cautère, l'éclairage et la cataphorèse.

Nous ne décrirons pas ces tableaux de distribution, d'autant plus qu'à l'heure actuelle il sont d'un usage courant. D'ailleurs la figure ci-contre en donne une notion suffisante.

Personnellement, nous nous en servons depuis un certain temps, et, en ce qui concerne la cataphorèse, nous n'avons aucun reproche à formuler à leur sujet. Nous n'avons jamais constaté de variation brusque de courant ni d'inversion des pôles.

Il est un fait pratique que nous tenons cependant à signaler en passant, c'est qu'il ne faut pas que le courant employé soit un courant polyphase, car alors on ne pourrait pas l'utiliser pour la cataphorèse, à moins de le transformer en courant continu au moyen d'appareils coûteux et encombrants.

Nous sommes en contradiction avec Hiese[1] lorsqu'il dit : « A mon avis il ne faut jamais se servir du courant commercial de 110 volts parce qu'il est dangereux, parce que le plus souvent il n'est ni régulier ni constant, parce qu'il oblige de recourir à des résistances qui réduisent l'intensité beaucoup plus vite que la force électro-motrice. »

D'ailleurs, si le courant d'éclairage était sujet à de trop grandes variations d'intensité, et si, pour une raison quelconque, son emploi direct était impossible pour la cataphorèse, nous n'aurions qu'à ajouter à notre installation un accumulateur à haute tension, « cette installation, comme le dit Klingelfüss, permet de jouir de tous les avantages

[1] Heise, *Ohio Dental Journal*, février 1897.

qu'offre l'emploi du courant direct et de rendre inoffensif ses désavantages. On est, pendant l'emploi de l'appareil pour la cataphorèse, complètement isolé de la conduite d'éclairage.

Enfin, dans les villes où l'on n'aura pas de courant commercial à sa disposition, on se servira alors des piles ou des accumulateurs. Dans ce cas il n'y a rien à craindre au point de vue des variations brusques et des inversions; le seul reproche dont ces appareils soient passibles, c'est d'exiger une installation spéciale et encombrante. Nous ferons remarquer en outre que les piles donnent un courant inconstant, elles sont d'un entretien difficile et coûteux et enfin elles sont sujettes à la polarisation.

Rhéostat. — En art dentaire plus que partout ailleurs, en raison de l'extrême sensibilité des tissus sur lesquels on opère, l'intensité du courant doit être graduée d'une façon précise, et à ce point de vue un rhéostat spécial est nécessaire. Nous n'avons employé jusqu'à maintenant que le rhéostat de Klingelfüss; voici ce qu'en dit son auteur :

« La méthode ordinairement employée en électrothérapie et qui consiste à augmenter successivement le nombre des éléments pour obtenir une élévation de l'intensité du courant, ne peut absolument pas être employée ici, car la tension sautant au minimum de 1 à 1 volt occasionnerait de violentes secousses. Et d'ailleurs, par cette méthode, on introduit toujours dans le circuit de nouveaux conducteurs qui pourraient être chargés, et se déchargeraient alors sur le patient. Même les voltsélecteurs avec interruption, employés d'abord pour la cataphorèse, et surtout les rhéostats à fil avec grand nombre d'enroulements ne sont pas utilisables. Car chaque changement brusque de la résistance occasionne non seulement un changement brusque du courant, mais aussi, et à cause de cela, des extra-courants qui peuvent faire d'une application un véritable supplice.

L'examen de tous ces différents cas m'amena à construire, après bien des essais, mon nouveau *régulateur de précision du courant et voltsélecteur différentiel breveté*, qui remplit, comme aucun autre appareil, et d'une manière absolument idéale les différentes conditions indispensables pour obtenir de bons résultats.

Il est donc nécessaire, pour ces différentes raisons, que tous les éléments soient continuellement dans le circuit. Les pôles des éléments se trouvent en communication avec les extrémités d'une résistance très élevée (30—60,000 ohms). Le courant qui passe par cette résistance, la tension de la batterie étant de 30—60 volts, ne comporte guère plus de 1 milliampère, donc excessivement peu. Les conducteurs pour les électrodes servant à la cataphorèse sont placés à des points pouvant être peu à peu couplés parallèlement à la résistance totale, en les faisant glisser sans interruption sur celle-ci. Le courant passant par le patient est par conséquent augmenté tout aussi graduellement que le niveau du mercure d'un bon thermomètre s'élève quand la température monte. L'augmentation de l'intensité du courant est petite si le levier est mu lentement, rapide si le levier est mu rapidement, mais dans tous les cas jamais brusque, toujours des plus régulières. »

Milliampèremètre. — Le milliampèremètre em-

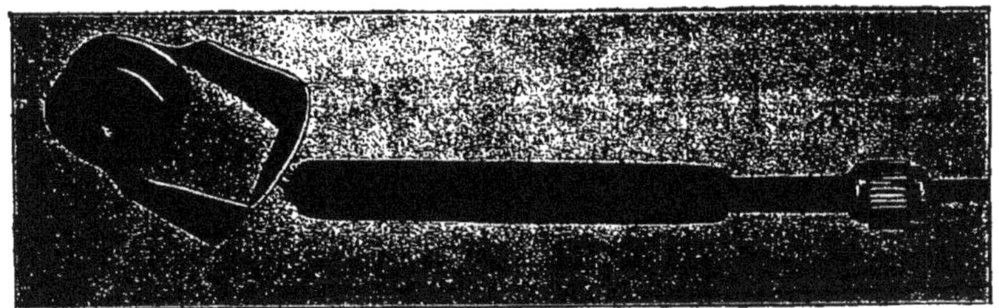

Pince de Klingelfuss.

Différents modèles d'électrodes

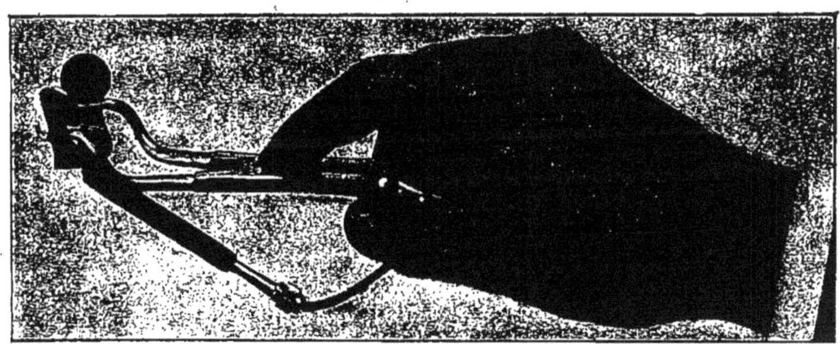

Application de la pince de Klingelfuss.

ployé pour la cataphorèse en art dentaire n'offre rien de particulier à signaler. Il est fractionné en dixièmes de milliampère et marque de 0 à 5 milliampères. Cet instrument est absolument indispensable, car aucun symptôme subjectif ou physique ne peut nous dire l'intensité du courant utilisé : dans chaque cas la résistance varie, et il faut nécessairement être renseigné par un milliampère-mètre.

Electrodes. — Les électrodes et les rhéophores ne doivent être fixés à l'appareil que pendant leur utilisation.

On distingue des électrodes positives et des électrodes négatives.

Les électrodes positives sont destinées à être appliquées dans la cavité ou dans la région gingivo-dentaire, et les électrodes négatives peuvent être appliquées soit au niveau de la joue, soit dans la main du patient. Nous remarquerons toutefois, que les électrodes positives deviendront négatives lorsqu'on voudra utiliser un corps électro-négatif ou anion tel que l'iode, l'oxygène, etc. A ce point de vue, il serait peut-être plus juste de dire électrode active au lieu d'électrode positive, et électrode indifférente pour électrode négative.

On a inventé et décrit une foule d'électrodes ; les moins compliquées sont les meilleures.

Electrodes positives ou électrodes actives, — La plus simple et la plus employée est la pointe avec boule de platine à l'extrémité. Cependant celle-ci a besoin d'être maintenue par la main de l'opérateur, car nous

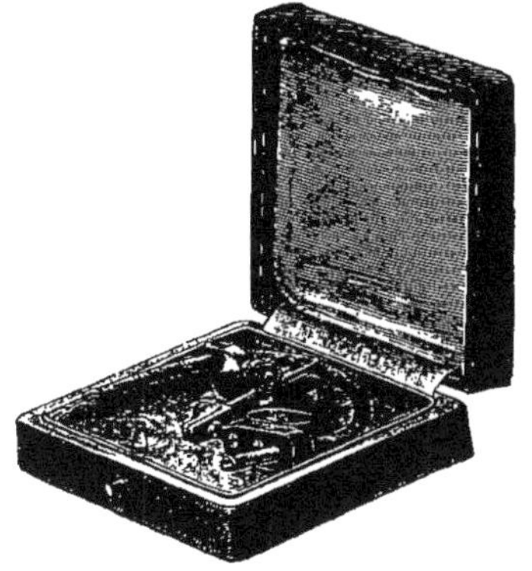

Porte-électrode universel de Klingelfuss.

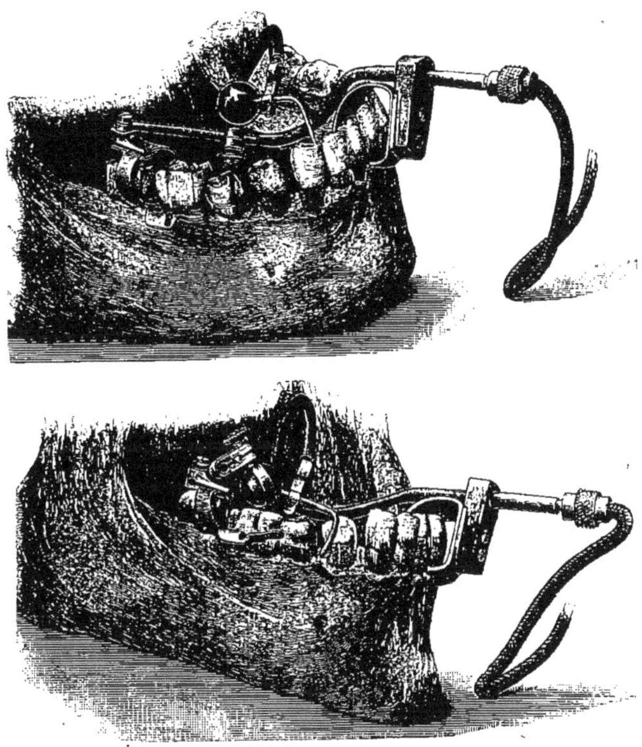

Porte-électrode précédent en place.

dirons en passant que dans aucun cas l'électrode positive
ne doit être maintenue en place par le patient lui-même.
D'ailleurs, d'une façon générale, il est préférable de se servir d'une électrode positive qui tienne seule dans la cavité :
1° Parce que le moindre déplacement de la pointe déter-
mine des secousses douloureuses ; 2° parce qu'il est
difficile de conserver toujours la même pression et que
dans le cas contraire, on risque de faire varier l'intensité du courant, et 3° parce qu'on peut éviter ainsi une
perte de temps et un peu de fatigue.

On préférera donc, toutes les fois que cela sera possible, à
l'électrode précédente l'électrode munie d'une agraffe
avec conducteur, à laquelle se trouve fixé un fil de platine
très fin ayant une boule à l'autre extrémité. Le fil est
entouré d'un tube de caoutchouc pour éviter les pertes de
courant, et la pointe est fixée dans la cavité au moyen
d'une boulette de cire ou de gutta-percha.

Pour les extractions on a inventé d'autres électrodes,
nous y reviendrons dans le chapitre consacré à cette
question.

Electrodes négatives ou indifférentes. — On a
discuté pour savoir s'il valait mieux placer l'électrode
négative sur la joue ou sur la main. On a dit qu'en la
plaçant sur la joue on diminuait la résistance, qu'on obte-
nait ainsi des résultats plus rapides, et qu'enfin l'opéra-
rateur n'était pas sous la dépendance du patient.

Par contre, voici l'opinion du Dr Mount Bleyer :

« Etant donné le fait que les alcalis se transportent à la
région du pôle négatif et produisent de l'hypersensibilité
en ce point, on voit ce qu'il faut penser du placement de

l'électrode indifférente sur la joue. Rappelons d'abord que plus l'électrode indifférente (et c'est dans la plupart des opérations dentaires le pôle négatif de la pile) est grande moins il se produit d'irritation dans les parties sous-jacentes à cette électrode, parce qu'elle se distribue sur une large surface, et comme toute l'électricité qui traverse l'électrode indifférente doit aussi traverser la petite électrode active placée dans la cavité de la dent, nous pouvons concentrer *l'effet polaire* au pôle positif (dans la dent) et disséminer encore davantage l'effet irritant du pôle négatif en *éloignant les deux électrodes autant que possible* l'une de l'autre, d'où ces deux conclusions importantes : 1° Qu'il ne faut pas employer d'électrode indifférente *petite;* 2° et ne pas la placer sur la joue, mais sur la main, c'est-à-dire aussi loin que possible de l'électrode active. »

Personnellement nous sommes partisan de l'application de l'électrode indifférente sur la main en faisant remarquer toutefois que cela est souvent impossible lorsqu'on est en présence d'un enfant ou d'un patient timoré. Il vaut mieux alors appliquer l'électrode sur la joue et se servir par exemple de la pince de Klingelfuss munie d'une grande plaque métallique pour l'intérieur de la bouche, et d'une plaque isolante de caoutchouc pour l'extérieur. On place, pour éviter les accidents et diminuer la résistance, un petit morceau de toile imbibée d'eau salée entre la muqueuse et la plaque métallique.

Manuel opératoire. — Avant de faire passer le courant à travers la dent, il est bon de prendre quelques précautions préliminaires que nous allons résumer en quelques mots. L'opérateur s'assurera tout d'abord que son appareil fonctionne bien, surtout en ce qui concerne le rhéostat et le milliampéremètre ; il s'assurera ensuite que les électrodes sont bien en rapport avec les bornes correspondantes. Ceci fait, il préparera les solutions médicamenteuses nécessaires suivant le cas ; il débarassera la cavité le plus soigneusement possible des portions de dentine ramollies et de tous les corps étrangers et enfin il placera la digue. Cette dernière précaution est absolument indispensable. Il faut être tout à fait à l'abri de la salive pour faire l'électrophorèse, car, sans cela, les solutions médicamenteuses risquent d'être altérées ou tout au moins diluées, leur décomposition électrolytique peut être considérablement troublée, et enfin la dent étant un corps inférieur comme conducteur à la salive, il arrivera forcément que le courant sera dévié et ne passera plus par la dent. C'est là, selon nous, une des principales causes d'insuccès, et c'est pour ne pas avoir pris cette précaution que beaucoup d'opérateurs ont rejeté l'électrophorèse.

Il est des cas, cependant, où la digue est impossible à placer, par exemple lorsqu'il s'agit de traiter une racine fistuleuse ; nous verrons dans un autre chapitre comment nous devons opérer dans ces cas. Toutes ces précautions étant prises, on lave la région opératoire à l'eau stérilisée ; on introduit dans la cavité une boulette de coton imbibée de la substance médicamenteuse, et on place l'électrode indifférente soit sur la joue, soit dans la main du patient. On rassure ce dernier, s'il paraît timoré, et on lui recommande de faire un signe quelconque dès qu'il sentira passer le courant. Mais il ne faut, à aucun moment et sous aucun prétexte, que cette sensation soit douloureuse.

On place à ce moment l'électrode active dans la cavité, et on la fixe au moyen d'un peu de gutta, ou bien on la maintient immobile et bien appliquée sur le coton ; nous avons déjà suffisamment insisté sur ce point à propos de l'instrumentation.

Lorsque les électrodes sont bien en place, on tourne doucement la manivelle du rhéostat et en débutant à zéro. Il faut avoir presque constamment les yeux sur le milliam-pèremètre et s'arrêter dès qu'on a atteint l'intensité indi-quée suivant le cas. Il n'est pas nécessaire que le patient perçoive le courant ; par contre, il faut s'arrêter lorsqu'il accuse une sensation quelconque, et ne continuer à aug-menter l'intensité que lorsque ce dernier n'est plus perçu.

La durée de l'opération est variable. Lorsqu'il s'agit d'anesthésier une dentine, quatre à cinq minutes suffisent largement ; pour l'extraction de la pulpe, sept ou huit ; pour le traitement des dents infectées, neuf à dix ; et enfin dix ou quinze pour le blanchiment des dents.

Au bout de ce temps, qu'il est inutile de dépasser, sur-tout s'il s'agit d'un second degré sensible, on ramène doucement la manivelle du rhéostat à zéro. Il faut abaisser le courant graduellement, sans secousses brusques, et n'enlever les électrodes que lorsque l'aiguille est à zéro. Sans cela, il se forme un courant de rupture qui provoque une sensation très désagréable, sinon très douloureuse, pour le malade. C'est pour cette même raison que, pendant toute la durée du passage du courant, il faut maintenir l'électrode dans la cavité avec une pression uniforme et parfaitement immobile ; nous avons d'ailleurs suffisam-ment insisté là-dessus pour n'avoir pas à y revenir.

Il faudra s'assurer, pendant l'application, qu'il n'y a pas

de perte de courant soit par le clamps qui retient la digue,
soit par une obturation métallique voisine, etc. Lorsqu'il
est impossible d'éviter le contact de l'électrode avec une
obturation métallique ou un clamps, on n'a qu'à isoler ces
derniers en les recouvrant d'une couche de chlora-percha.
Cette précaution est inutile lorsqu'on se sert de l'électrode
positive fixe, dont le fil de platine est isolé par une gaine
de caoutchouc.

Enfin, dans certains cas, il est nécessaire de renouveler
la solution médicamenteuse. Pour cela, il faut ou bien faire
l'opération en deux temps, s'arrêter au milieu et changer
la boulette de coton, ou bien laisser tomber de temps en
temps sur l'extrémité de l'électrode une goutte de la solution employée.

En somme, le manuel opératoire est basé tout entier
sur deux points :

1° Eviter les pertes de courant pour avoir un résultat
positif et n'avoir pas d'accident ;

2° Eviter les augmentations ou les diminutions brusques
de courant, pour ne pas faire souffrir le patient.

CHAPITRE IV

DE L'EMPLOI DE LA CATAPHORÈSE DANS LA CARIE DU DEUXIÈME DEGRÉ

Le traitement de la carie au deuxième degré, c'est-à-dire lorsque la pulpe n'est pas encore atteinte, est très simple. Il consiste, en effet, à réséquer la dentine malade et à donner à la cavité une forme appropriée au genre d'obturation que l'on se propose de faire.

Dans ces conditions, l'électrophorèse ne paraît devoir être d'aucune utilité. Malheureusement, dans certains cas, il est impossible, en raison de l'extrême sensibilité de la dentine, de réséquer les parties cariées et de donner à la cavité une forme convenable. Avant d'étudier comment nous pouvons obtenir avec l'électrophorèse l'anesthésie de la dentine, nous devons dire quelques mots rapides sur les causes et les symptômes de la sensibilité pathologique de la dentine, et passer en revue les divers moyens proposés jusqu'à ce jour pour traiter cette complication de la carie du deuxième degré.

Andrieu[1], à propos de la sensibilité pathologique de la dentine s'exprime ainsi : « Tant que la carie n'a pas atteint la zone de dentine immédiatement en contact avec la

---

[1] Andrieu, *Dentisterie opératoire*, Paris, 1889.

pulpe, la sensibilité est restée ce qu'elle est à l'état normal, c'est-à-dire physiologique ; mais dès que cette zone est atteinte, c'est-à-dire dès que la pulpe se trouve intéressée par l'approche même de la carie, bien qu'il n'y ait pas encore contact immédiat ou dénudation, alors il se fait un retentissement plus ou moins appréciable dans la pulpe. Bien qu'elle soit encore saine, elle est virtuellement exposée, et sa sensibilité devenant pathologique, se trouve exultée sous l'action de n'importe quelle cause extérieure, changements thermiques, sucre, acides, etc. »

Cet auteur ajoute : « Cette espèce de condition intermédiaire entre l'insensibilité normale de la dentine et la dénudation de la pulpe, condition qui est pour ainsi dire transitoire entre l'état normal et l'état pathologique produit par la mise à nu de l'organe, est assez difficile à définir. »

Andrieu se contredit donc, car cette sensibilité qu'il appelle pathologique tout d'abord, ne serait, comme il le dit lui-même plus loin, qu'une sensibilité intermédiaire entre la sensibilité normale de la dentine et la sensibilité de la pulpe.

Cette sensibilité intermédiaire entre deux sensibilités normales ne peut donc rien avoir de pathologique et, en effet, on l'observe chez tous les sujets. Toutes les fois que l'on fraise la dentine, au voisinage de la chambre pulpaire, on provoque de la douleur en raison du voisinage de la pulpe. Cette sensibilité est donc une sensibilité normale et n'a de pathologique que la cause qui l'a produite, c'est-à-dire la carie. Dans la brûlure du second degré la plaie est douloureuse, surtout si l'épiderme est enlevé et le derme mis à nu, mais on ne dit pas pour cela que ce dernier présente une sensibilité pathologique.

Il nous semble qu'il y a là matière à confusion, car on trouve des cas de sensibilité pathologique de la dentine comme il y a des cas d'hyperesthésie de la peau chez certains nerveux ou chez les névropathes ; aussi, pour éviter toute confusion, les dentistes devraient employer la même terminologie que les médecins et abolir l'expression de sensibilité pathologique pour n'employer que celle d'hyperesthésie de la dentine.

Donc on rencontre chez beaucoup de sujets des caries du deuxième degré très peu profondes, dans lesquelles la dentine est à peine atteinte, et qui, cependant, sont très douloureuses, non pas spontanément, mais à la plus délicate exploration. Nous avons vu même des cas dans lesquels il était presque impossible d'introduire un pansement dans la cavité.

Cette hyperesthésie de la dentine est fréquente chez les neurasthéniques et les hystériques. On la rencontre peut-être plus souvent chez l'homme que chez la femme. L'influence de la race est manifeste, et chez les Latins on l'observe plus fréquemment que dans la race anglo-saxonne, par exemple.

Les dents antérieures, les incisives principalement, sont plus souvent en cause que les dents postérieures, et, d'une façon générale, les dents supérieures plus que les inférieures. D'après Andrieu, les dents de qualité au-dessus de la moyenne seraient plus douloureuses que les dents molles. Le siège de la carie a également son importance, et les caries du collet sont particulièrement douloureuses comme on l'a remarqué depuis longtemps.

Enfin la dentine est plus ou moins sensible, suivant la profondeur de la cavité. C'est ainsi, comme nous l'avons déja dit, que les couches de dentine sont d'autant plus sensibles qu'on se rapproche davantage de la pulpe ; il faut toutefois faire une exception pour les couches sous-jacentes à l'émail, car dans ces régions superficielles la sensibilité est plus grande que dans les régions moyennes et presque égale à celle des couches profondes.

Un court aperçu anatomique est ici nécessaire pour nous expliquer tout cela.

La dentine est sillonnée, comme chacun le sait, par les tubes de l'ivoire ou canalicules dentaires. Ces tubes, tapissés intérieurement par la gaine de Neumann, renferment une fibrille connue sous le nom de fibrille de Tomes. Au voisinage de l'émail, les canalicules dentaires se ramifient et s'anastomosent, et constituent ainsi ce qu'on a appelé la zone aréolaire ou anastomotique. Dans les portions de l'ivoire qui sont situées près du cément (c'est-à-dire au niveau du collet de la dent), existe une zone de petites lacunes dans lesquelles se jettent les tubes de l'ivoire ; c'est la couche granuleuse de Tomes.

Si nous suivons maintenant de la périphérie au centre la fibrille de Tomes contenue dans un canalicule dentaire, nous voyons qu'elle vient se mettre en connexion avec les cellules périphériques de la pulpe. Ces dernières, de forme ovoïde ou piriforme, sont appelées aussi odontoblastes ; elles sont tassées les unes contre les autres et séparent la pulpe de l'ivoire.

Tomes leur décrit trois sortes de prolongements : un prolongement périphérique qui va constituer la fibrille de Tomes ; un prolongement central ou pulpaire, et des prolongements latéraux qui constituent de véritables anastomoses entre ces cellules.

La description des odontoblastes rappelle absolumént celle des neurones sensoriels périphériques, et nous croyons, avec Tomes et Johnson, que les odontoblastes sont des cellules nerveuses dont les prolongements péri-

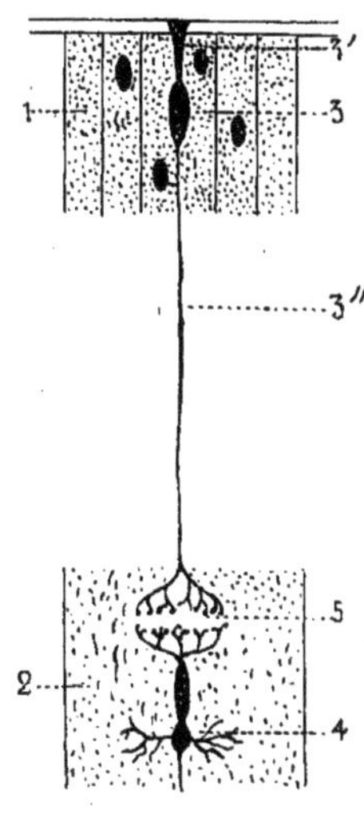

Sens de l'odorat (d'après Testut).

1. Membrane olfactive ; 2. Centre nerveux ; 3. Neurone sensoriel avec : 3'. Prolongement périphé-phérique; 3″ Prolongement central ; 4. Neurone sensoriel central (cellule mitrale) ; 5. Point de contact entre le neurone central et le neurome périphérique.

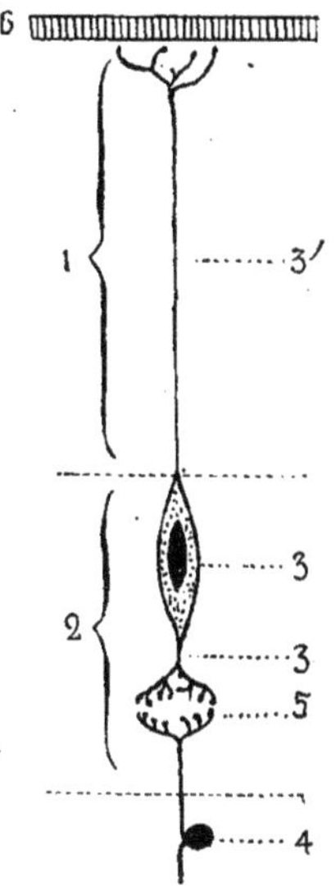

Neurone périphérique dentaire.

1. Dentine ; 2. Pulpe ; Neurone sensoriel (odontoblaste) avec : 3'. Prolongement périphérique (fibrille de Tomes) ; 3″ Prolongement central ; 5. Neurone sensoriel central (cellule ganglionnaire); 5. Point de contact entre les deux neurones ; 6. Émail.

phériques (fibrilles de Tomes) constituent la voie cellulipète et les prolongements pulpaires la voie cellulifuge. Ces considérations anatomiques nous expliquent non seulement la sensibilité exquise de la dentine, mais aussi son extrême sensibilité au niveau des régions superficielles (zone aréolaire) et au niveau du collet (zone granuleuse).

Voyons maintenant les moyens que nous avons à notre disposition pour abolir cette hyperesthésie et préparer une cavité sans provoquer de souffrances.

Nous ne parlerons que de l'application de l'acide arsénieux, ce dernier ne doit jamais être employé dans ces cas, car il dévitalise fatalement la pulpe. Le prétendu pansement insensibilisateur à l'acide arsénieux est une méthode funeste. Après son application, la dent est bien devenue insensible et l'opérateur a pu préparer la cavité et l'obturer sans faire souffrir le patient. Mais au bout d'un temps plus ou moins long, un mois, deux mois, six mois, la dent devient sensible et les signes de périostite apparaissent. Le malade revient chez son dentiste et ce dernier ou bien pratique l'extraction, ou bien désobture la dent et arrive alors sur une pulpe en putréfaction et qui dégage une odeur caractéristique.

Nous ne passerons pas en revue tous les nombreux moyens qu'on a donnés pour atténuer ou abolir l'hyperesthésie de la dentine. On les trouve, d'ailleurs, presque tous assez longuement décrits dans les traits classiques de dentisterie opératoire, et en particulier dans le manuel de M. Godon. Nous citerons simplement la ligne de conduite que propose Andrieu : « On essaye tout d'abord, dit-il, de préparer la cavité à l'aide d'instruments bien tranchants, et si la sensibilité est trop vive en un ou deux points, on touche ces points avec le galvano-cautère, rapidement et sans insister, ce qui permet presque toujours de continuer la résection.

« Si cela ne suffit pas, comme cela arrive chez certaines personnes dont les dents sont naturellement fort sensibles et dont la sensibilité générale s'exalte avec les progrès de l'opération, on applique la digue et l'on dessèche la cavité à l'air chaud : enfin, comme dernière ressource, si après ces tentatives on ne peut pas encore arriver à la tolérance nécessaire à l'achèvement de la préparation de la cavité, on a recours à l'emploi de pansements au nitrate d'argent, à la créosote, ou mieux encore à la pâte molle d'oxychlorure de zinc. »

On a proposé encore une foule de moyens, tels que la projection de vapeurs chaudes d'éther, le stippage avec le chlorure d'éthyle, l'administration de sulfate de quinine à l'intéreur quelques heures avant l'intervention, etc. Mais tous ces moyens sont souvent infidèles; la plupart nécessitent plusieurs pansements et par conséquent une perte de temps considérable pour le patient, enfin quelques-uns sont quelquefois intolérables. Ainsi la projection d'air chaud pour la dessiccation d'une cavité est parfois très douloureuse, et certains patients ne peuvent la supporter. La meilleure preuve que toutes ces méthodes d'anesthésie de la dentine ne sont pas toujours efficaces, c'est qu'elles sont trop nombreuses; s'il y en avait eu réellement une bonne, les autres auraient été vite oubliées.

Nous ne nions pas cependant la valeur et l'utilité de ces moyens ; nous croyons même que dans certains cas il peuvent nous dispenser de l'électrophorèse; toutefois, cette dernière reste la seule ressource lorsque les autres procédés ont échoué, et, selon nous, lorsqu'on aura l'habitude de la pratiquer, elle constituera la méthode courante et non pas la méthode d'exception.

Le manuel opératoire de l'électrophorèse pour abolir l'hyperesthésie de la dentine ne présente pas beaucoup de points particuliers à décrire, car c'est celui que nous avons eu particulièrement en vue lorsque nous avons décrit le manuel opératoire en général.

Après avoir pris les précautions ordinaires, après avoir placé la digue et s'être mis à l'abri de la salive d'une façon aussi parfaite que possible : on nettoie la cavité et on la débarrasse de tous les corps étrangers qu'elle renferme.

Il faut en outre enlever le plus possible de dentine ramollie à l'aide des excavateurs, car, ainsi que nous l'avons démontré, en pathogénie, le médicament n'étant pas transporté à une grande profondeur, on évitera ainsi une seconde application du courant et on pourra préparer la cavité en une seule fois.

Certains auteurs recommandent de faire une application d'eau salée avant celle du médicament, afin de favoriser le passage du courant; mais, à notre avis, cette précaution est inutile et on obtient d'aussi bons résultats en la supprimant. L'application d'eau salée diminue très peu la résistance, et cela a d'autant moins d'importance qu'il existe à ce point de vue, suivant les sujets, suivant la dent et suivant la profondeur de la carie des différences considérables. Price[1], qui a mesuré la résistance moyenne du corps humain sur 25 sujets a trouvé qu'elle est d'environ 25.000 ohms avec des écarts de 10.000 à 78.000 ohms et même davantage. La différence de résistance de la main à la dent et de la joue à celle-ci est de 3000 à 5000 ohms.

L'état de la cavité fait aussi varier la résistance d'une façon considérable. Ainsi, dans un cas donné, Price trouve

[1] Price, *Ohio dental Journal*. 1897.

que la résistance de la cavité (qui était à peine humide) à la main était de 48.000 ohms. L'introduction dans la cavité d'une solution aqueuse de cocaïne à 40 pour 100 réduisit la résistance totale à 25.500 ohms, et à 23.800 quand l'électrode négative était appliquée non plus dans la main mais sur la joue.

« Mais c'est, dit-il, dans la résistance totale de l'organisme, la dent qui joue le plus grand rôle, sa résistance variant de 1000 à 70.000 ohms. A mesure qu'on excave une cavité, il y a une diminution graduelle de la résistance totale. »

En somme, c'est la dentine qui, dans l'électrophorèse, constitue la plus grande résistance, et cette dernière, comme nous avons pu nous en rendre compte dans nos expériences, est en raison directe de la sécheresse et de l'épaisseur de la couche de dentine.

Nous avons essayé de faire passer ce courant à travers une dent isolée et complètement desséchée, en appliquant l'électrode active sur l'émail non altéré et nous n'avons pas pu y parvenir, même avec un courant beaucoup plus élevé que celui dont nous nous servons habituellement.

Dans une deuxième expérience, nous avons fait passer un courant de 18 volts à travers une dent extraite depuis un certain temps, desséchée et dépouillée sur une certaine étendue de sa couche d'émail ; le courant passait, mais le milliampèremètre marquait 1 à 2 dixièmes de milliampère.

La résistance était donc de 180.000 ohms, et était, par conséquent, beaucoup plus élevée que celle des dents vivantes, qui ne sont jamais complètement desséchées.

Nous devons conclure de tout cela qu'il faut simplement débarrasser la cavité des substances grasses qu'elle peut contenir, mais sans la dessécher à l'air chaud lorsqu'on veut faire de l'électrophorèse dentaire. Quant à l'application d'eau salée, c'est une précaution inutile, car, d'une part, la résistance est sensiblement la même, si on applique simplement la solution de cocaïne, et, d'autre part, la diminution de cette résistance n'a pas une grande importance. « Un courant[1] de 0,1 de milliampère produit par le passage de 4 volts à travers 40.000 ohms de résistance donnera absolument la même sensation qu'un courant résultant de 18 volts à travers 180.000 ohms de résistance à la condition d'opérer assez graduellement pour éviter les chocs. »

Voyons maintenant quel est le médicament qui donne les meilleur résulats pour abolir l'hyperesthésie de la dentine au moyen de l'électrophorèse. On a essayé surtout la cocaïne et on l'a employée, tantôt seule en solution à 10, 20, 30, 40 pour 100 et tantôt mélangée au gaïacol, à l'eau oxygénée, etc.

Personnellement, nous avons essayé en outre la tropa-cocaïne, l'eucaïne, l'orthoforme, mais aucune de ces substances ne nous a donné de résultats supérieurs à la cocaïne. Nous employons généralement le chlorhydrate ; certains autres sels de cet alcaloïde recommandés par divers auteurs ne lui sont pas préférables.

Le titre de la solution importe peu, et les résultats obtenus sont sensiblement les mêmes avec une solution de 10, 20, 30 pour 100.

En raison de l'altération rapide des solutions de cocaïne, toutes les fois que nous nous servons de ce médicament pour les badigeonnages, les injections ou l'électrophorèse, nous nous servons d'une solution préparée extemporané-

---

[1] Price, *loc. cit.*

ment. Dans le cas particulier, voici comment nous procédons : Nous entourons la boule de platine qui termine l'électrode active d'une certaine quantité de coton hydrophile et aseptique, de façon à obtenir une boulette d'un volume égal à peu près à celui de la cavité ; puis nous l'imbibons d'eau distillée. Ceci fait, nous ouvrons un paquet renfermant 2 centigr. de chlorhydrate de cocaïne, nous divisons le contenu en quatre parties, et nous promenons la boulette de coton sur le médicament jusqu'à ce qu'il soit tout absorbé. En somme, la solution que nous obtenons ainsi est une solution à 20 pour 100 suivant le volume de la cavité et, partant, le volume de la boulette de coton.

Nous introduisons l'extrémité de l'électrode ainsi préparée dans la cavité et nous la maintenons avec la main ou bien nous la fixons avec un peu de gutta. Nous plaçons ensuite l'électrode indifférente sur la joue ou dans la main du patient, selon le cas. Nous faisons alors passer le courant et nous l'augmentons très graduellement et très doucement au moyen du rhéostat.

A partir de ce moment, il ne faut pas perdre de vue le milliampèremètre et il faut s'arrêter dès que le malade accuse une sensation quelconque aussi légère soit-elle. Lorsque le milliampèremètre est arrivé à 3 ou 4 dixièmes de M. A. on s'arrête, même si le sujet n'a rien ressenti. On fait passer encore le courant pendant quatre à cinq minutes et, au bout de ce temps, on ramène graduellement le rhéostat à zéro. Les chiffres que nous donnons pour l'intensité de courant et pour la durée sont suffisants et il est inutile de les dépasser, car au bout de ce temps, on a suffisamment imprégné la dentine de cocaïne pour obtenir l'anesthésie voulue.

Pendant toute la durée de l'application du courant, il faut prendre les précautions que nous avons déjà énumérées et cela d'autant plus minutieusement qu'ici la pulpe est vivante et que par conséquent, les moindres variations brusques du courant peuvent provoquer des douleurs.

Pour les grandes cavités il est quelquefois nécessaire d'ajouter un peu de cocaïne au milieu de l'opération. Dans ce cas, au bout de 2 minutes on ramène l'aiguille à zéro, on imbibe l'électrode avec une goutte de la solution de cocaïne et l'on recommence l'application encore pendant 2 minutes. Pour les cavités de ce genre, il faut en outre que la boulette de coton remplisse bien la cavité, car autrement il y aurait des parties de dentine qui ne seraient pas insensibilisées. Lorsqu'on a fini, on retire l'électrode et l'on peut presque aussitôt fraiser hardiment la dentine et préparer la cavité. Si cette préparation était un peu longue, et si la dentine, au bout de quelques minutes, redevenait sensible, on ferait une deuxième séance d'électrophorèse ; mais ces cas sont excessivement rares, et l'on arrive presque toujours à préparer la cavité après une seule application du courant.

Il nous resterait maintenant à dire quelques mots sur les causes d'insuccès et sur les accidents qu'on a signalés à ce sujet, mais cela fera l'objet d'un chapitre spécial.

Nous terminerons ce chapitre en disant que le manuel opératoire précédent est celui qui nous a donné les meilleurs résultats et qui nous a permis d'opérer le plus rapidement possible. On peut arriver au même but en procédant différemment et en employant d'autres substances médicamenteuses, mais on risque de perdre du temps et enfin, si l'on n'a pas un manuel opératoire bien arrêté et bien réglé d'avance, on s'expose à des insuccès.

Observations d'hyperesthésie de la dentine traitée par l'électrophorèse cocaïnique.

Un certain nombre de ces observations nous ont été communiquées obligeamment par M. Choquet, professeur suppléant à l'école dentaire de Paris.

SEXE	DENT	SIÈGE DE LA CARIE	MILL. AMP.	VOLTS	DURÉE	MÉDICAMENT		RÉSULTAT
	H. 1re M. I. D. . . .	face mésiale	2/10	15	2 min.	Chlor. cocaïne 30 0/0		Parfait
	H. 2e M. I. D. . . .	—	1	35	3 —	—	—	—
	F. 1re B. I. G. . . .	face distale	2/10	45	2 m. 1/2	—	—	—
	F. 1re M. I. G. . . .	—	—	15	3 min.	—	—	—
	H. 1re M. I. D. . . .	collet	—	—	—	—	—	—
	F. C. I. D.	—	3/10	—	—	—	12 0/0	—
	F. C. I. G.	—	—	—	—	—	—	—
	F. 2e B. J. G. . . .	—	4/10	25	—	—	—	Insuccès (la mal. avait ses règles).
	H. 3e M. S. D. . . .	face mésiale	—	20	—	cocaïne 40 0/0		Succès complet
	H. 1re B. S. G. . . .	—	3/10	—	—	—	30 0/0	Bon résultat
	H. C. I. G.	—	—	—	4 min.	—	—	—
	H. C. S. D.	—	1/10	5	5 min.	—	40 0/0	Assez bon
	H. C. S. D.	collet	3/10	15	—	—	—	Bon
	H. I. L. S. G. . . .	face mésiale	—	25	3 min.	—	—	Parfait
	H. 2e B. I. D. . . .	—	2/10	15	—	—	—	—
	H. 2e B. I. D. . . .	face triturante	8/10	50	—	—	30 0/0	Bon
	H. 1re M. S. D. . . .	—	2 10	15	—	—	40 0/0	—
	H. I. L. I. D. . . .	collet	3/10	25	—	—	—	Satisfaisant
	H. I. C. I. D. . . .	—	2/10	20	—	—	—	Parfait
	H. I. C. I. G. . . .	—	5/10	40	6 min.	—	10 0/0	Bon
	F. I. C. S. D. . . .	face distale	4/10	20	4 min.	tropococaïne 10 0/0		—

SEXE	DENT	SIÈGE DE LA CARIE	MILL. AMP.	VOLTS	DURÉE	MÉDICAMENT	RÉSULTAT
F.	2e B. I. D..	face triturante	3/10	20	4 min.	tropococaïne 10 0/0	Bon
H.	C. S. G.	face mésiale	2/10	25	5 min.	—	—
H.	I. L. S. D.	—	4/10	30	4 min.	cocaïne 15 0/0	Légère douleur à la fin de la préparation de la cavité.
F.	1re M. I. D.	face triturante	—	25	5 min.	— 10 0/0	Bon
H.	I. L. S. D.	face proximale	3/10	15	3 min.	Cocaïne pour ces appli-	—
F.	1 C. S. G.	face mésiale	—	25	4 min.	cations, d'après le pro-	—
F.	1re B. I. D.	face proximale	4/10	20	3 min.	cédé que nous avons	Douleur à la fin
H.	1re M. I. G.	face triturante	5/10	30	5 min.	indiqué.	Bon
H.	2e M. I. G.	—	3/10	25	4 min.	—	—
H.	1re B. S. D.	face mésiale	4/10	15	3 min.	—	—
F.	C. S. G.	face proximale	2/10	30	5 min.	—	—
H.	I. C. S. D.	face buccale	5/10	23	4 min.	—	—
F.	I. B. S. G.	face mésiale	4/10	20	3 min.	—	—
F.	1re M. S. D.	—	3/10	15	2 m. 1/2	—	—
F.	1re M. S. G.	f. més. et tritur.	—	25	5 min.	—	Doul. assez vite nécessit. 2 applic.
F.	1re M. I. D.	face triturante	2/10	20	3 min.	—	Bon
H.	I. C. S. G.	face proximale	5/10	25	4 i n.	—	—
F.	I. C. I. D.	face mésiale	4/10	15	—	—	—
H.	C. S. D.	—	3/10	20	5 min.	—	—
H.	1re M. I. D.	collet	2/10	25	2 m. 1/2	—	—
F.	I. C. S. G.	—	—	15	3 min.	—	—
F.	I. L. S. D.	face proximale	6/10	35	5 min.	—	Insuccès
H.	2e B. I. G.	face mésiale	4/10	25	4 min.	—	Bon
F.	2e M. S. D.	face triturante	3/10	20	5 min.	—	—
F.	1re M. S. G.	—	4/10	25	4 min.	—	—
F.	1re M. I. G.	—	2/10	20	3 min.	—	—
H.	3e M. I. D.	collet	3/10	25	5 min.	—	—
H.	I. L. S. G.	face mésiale	2/10	15	4 min.	—	—

Voici, en outre, une observation très détaillée qui nous a été communiquée par notre ami le Dr Ollagnier.

Application de la cocaïne au moyen de la cataphorèse, à une carie douloureuse du deuxième degré de la première petite molaire supérieure droite.

P. G..., âgé de quatorze ans, se présente à la clinique de l'école dentaire en janvier 1899, pour une carie non douloureuse de la canine supérieure droite.

Il est de tempérament nerveux ; il a eu une première attaque de chorée à l'âge de huit ans, soignée et guérie, et une deuxième il y a deux mois environ, apaisée mais non complètement jugulée. Ces deux attaques se sont accompagnées de violentes douleurs névralgiques dans la région lombaire. Il présente un léger degré d'hemihyperesthésie gauche.

Son père est un rhumatisant manifeste, qui a eu plusieurs attaques aiguës et se trouve sujet à de fréquentes névralgies.

L'examen de la dentition nous montre ce qui suit :

1° Les deuxièmes molaires inférieures sont cariées au deuxième degré, mais n'ont jamais provoqué de douleur manifeste.

2° La canine supérieure droite nous présente sur sa face distale, une carie du 3° degré. Les phénomènes douloureux, spontanés ou provoqués, sont peu accentués, mais la pulpe est dénudée en un très petit point. Le traitement de cette dent (cautérisation de la pulpe, obturation des canaux, s'effectue normalement.

3° Sur la face mésiale de la première petite molaire supérieure droite, se trouve une carie linéaire allant du bord palatin au bord labial, et située près du collet. Cette carie est au 2° degré, et peut être consécutive à une lésion trophique (érosion), car elle affecte une forme irrégulière et sa profondeur n'est pas uniforme.

La dent n'a jamais été douloureuse spontanément, elle ne l'est point à l'examen.

Nous préparons une cavité intéressant toute la face proximale, et tandis qu'en certains points la fraise entame les tissus altérés avec une grande facilité, en d'autres, elle rencontre une dentine éburnée, offrant une résistance anormale ; elle ne tarde pas à y provoquer une douleur aiguë, qui se manifeste chez notre choréique par de grands mouvements désordonnés de la tête, des bras, de la jambe ; le simple attouchement avec la sonde de Donaldson est même insupportable : nous faisons un pansement calmant et renvoyons le malade à une séance ultérieure.

A la deuxième séance, l'hyperesthésie n'a point diminué, et l'application d'acide phénique cristallisé ne l'amende point.

A la troisième séance, nous décidons d'appliquer la cocaïne au moyen de la cataphorèse. Nous procédons avec les précautions habituelles et employons une solution fraîche de cocaïne à 50 pour 100, nous appliquons le courant continu fourni par des accumulateurs, pôle positif dans la cavité, pôle négatif dans la main.

L'application a duré seize minutes, avec quatre poses pour humecter le tampon de ouate avec la solution cocaïnée. L'intensité du courant n'a pas dépassé un tiers de milliampère.

Nous finissons la préparation de notre cavité, et nous obturons : la dentine est absolument insensible et le patient ne manifeste aucune douleur.

Cette observation nous paraît intéressante, à plusieurs points de vue : notre malade est un choréique manifeste ; la carie de sa petite molaire est parmi les plus sensibles, puisqu'elle intéresse la dentine qui se trouve immédiatement sous l'émail et au collet ; et surtout, malgré la très faible intensité supportable du courant, le résultat a été absolument complet.

En somme, d'après ces observations, on voit que la durée d'application a été en moyenne de trois à cinq minutes et l'intensité du courant de 3 à 4 dixièmes de milliampères.

Les résultats ont toujours été bons, sauf dans deux cas. Dans le premier, il s'agissait d'une jeune femme qui avait ses règles ce jour-là. Huit jours après, M. Choquet, qui nous a communiqué l'observation, refit une seconde appli-

cation et cette fois le résultat fut complet. Il est certain
que les règles ont joué ici un grand rôle ; cependant, ce cas
étant unique, nous nous garderons de généraliser et de
tirer une conclusion quelconque.

Le second insuccès nous paraît dû à ce fait que la cavité
était difficile à atteindre. Il s'agissait d'une cavité distale ;
pendant l'application du courant l'électrode fut déplacée,
et la patiente ayant ressenti de ce fait une légère douleur
refusa de nous laisser continuer.

Nous devons dire, pour compléter ce chapitre, que dans
certains cas nous avons essayé de nous servir d'eau salée
et, dans d'autres, simplement d'eau distillée. Mais nous
avons eu toujours des insuccès, sauf dans les cas où la sug-
gestion a été la véritable cause de l'anesthésie.

CHAPITRE V

TRAITEMENT DE LA CARIE AU TROISIÈME DEGRÉ

Nous ne pouvons pas, dans un travail de ce genre, décrire même brièvement les symptômes et le traitement de la carie au troisième degré, car cela nous entraînerait trop loin.

Nous n'avons pas à discuter, d'autre part, les indications et les contre-indications du coiffage de la pulpe ; ceci n'ayant rien à voir avec le sujet qui nous intéresse.

Nous admettrons donc d'emblée que nous nous trouvons en présence d'une pulpe malade et qu'il faut extirper. Deux cas peuvent se présenter : il s'agit ou bien de pulpite aiguë ou bien de pulpite chronique.

A. **Pulpite aiguë**[1]. — On peut détruire la pulpe de deux façons :

1° Par l'extirpation immédiate ; 2° par la dévitalisation suivie de l'extirpation.

La dévitalisation peut se faire à l'aide de tous les escarrotiques connus. Mais le plus employé est l'acide arsénieux

---

[1] Nous comprenons par là la pulpite subaiguë et la pulpite aiguë proprement dite.

et Brasseur l'avait appelé à juste raison « le caustique dentaire par excellence ».

Cette application étant parfois douloureuse, on a essayé d'associer à l'acide arsénieux une foule de substances, dont les unes devaient agir contre la congestion de la pulpe (atropine, ésérine), les autres contre la douleur (cocaïne, morphine, acide phénique, etc.). Actuellement, le médicament le plus souvent associé à l'acide arsénieux est la cocaïne, qui agit comme anesthésique et vaso-constricteur. Il faut également, pour éviter la douleur, ne pas appliquer l'acide arsénieux sur une pulpe congestionnée, à moins de la ponctionner et de la faire saigner au préalable ; enfin, il faut éviter de faire un pansement conteutif, trop serré.

Si l'on ne prend pas toutes ces précautions on s'expose, non seulement à provoquer des douleurs épouvantables, mais on s'expose aussi à produire la rupture des vaisseaux congestionnés par l'escarrotique, et amener ainsi une coloration anormale de la dent, par suite de la pénétration de l'hématosine dans les tubes dentinaires.

L'application étant faite, il ne faut pas laisser l'acide arsénieux plus de vingt-quatre à trente-six heures, car il pourrait amener une périostite plus ou moins intense et parfois rebelle à tout traitement. Enfin, après l'extraction de la pulpe dévitalisée, il faudra faire des pansements antiseptiques, jusqu'à ce qu'on ait la certitude que le moignon est guéri, que les canaux sont bien vidés et qu'il n'y a plus de chance d'infection.

En somme, par la dévitalisation et l'extirpation médiate on arrive couramment à de bons résultats, mais on voit toutes les précautions qu'il faut prendre et toutes les complications auxquelles on s'expose. Avec l'extirpation

immédiate, le manuel opératoire est simplifié ; l'infection
secondaire et les accidents sont moins à craindre. Depuis
la découverte de l'antisepsie, les chirurgiens ne pratiquent
plus l'ablation des tumeurs au moyen des escarrotiques,
ils ne se servent pour cela que de leurs instruments d'exé-
rèse ; pourquoi les dentistes ne les imiteraient-ils pas ?

Pour toutes ces raisons, nous nous croyons en droit de
conclure, d'accord en cela avec Andrieu, que lorsque
l'extirpation immédiate est possible il y a tout avantage à
la pratiquer, et que la dévitalisation préalable, au lieu
d'être la règle, ne doit être que l'exception.

Grâce à la cataphorèse cocaïnique, l'extirpation immédiate de la pulpe peut être pratiquée sur tous les sujets,
même sur ceux qui sont le moins courageux.

Nous verrons dans un autre chapitre les reproches qu'on
a faits à l'électrophorèse ; nous devons dire toutefois, dès
maintenant, que par cette méthode on arrive à un bon
résultat plus sûrement, plus simplement et aussi plus
rapidement que par toute autre méthode. Nous allons maintenant, avant d'aborder le manuel opératoire, voir le
traitement à suivre dans le cas de pulpite chronique.

B. **Pulpite chronique.** — On distingue trois
variétés de pulpite chronique, suivant que la pulpe est plus
ou moins exposée. Lorsqu'elle est à peine en communication avec l'air et que les irritations sont légères, la
pulpe peut subir la dégénérescence graisseuse ou la dégénérescence calcaire. Lorsque, au contraire, elle est très
exposée et qu'elle est irritée constamment par les changements thermiques et par les bords de la chambre pulpaire,
la pulpe est sujette alors à des poussées de pulpite

subaiguë, elle augmente peu à peu de volume et finit par s'hypertrophier.

Dans le cas de dégénérescence graisseuse et calcaire de la pulpe, le traitement consiste à débarrasser la chambre pulpaire de tout ce qu'elle contient et à vider ensuite les canaux. Mais cette dernière opération est parfois assez douloureuse, et il faut faire alors, au préalable, des pansements avec de l'acide phénique cristallisé, qui, dans le cas particulier, doit remplacer l'acide arsénieux. On peut également faire une application d'électrophorèse et tout enlever dans une seule séance.

Lorsqu'il s'agit d'une hypertrophie de la pulpe, on est alors généralement en présence d'une molaire dont la couronne est aux trois quarts détruite et au centre de laquelle on aperçoit une sorte de champignon de couleur jambon et pouvant dépasser dans certains cas le volume d'une noisette. Cette pulpe hypertrophiée est généralement peu sensible ; néanmoins, la pression ou simplement le plus léger attouchement provoque quelquefois des douleurs assez vives. Pour détruire cette petite tumeur, on ne peut pas songer à la dévitalisation, car l'application et le maintien d'un pansement sont souvent impossibles. Comment pourrait-on faire tenir, en effet, une boulette de coton ou une obturation à la gutta sur une pulpe dont la face libre est pour ainsi dire au-dessus de la couronne ?

Dans ces conditions, le moyen le plus simple et le plus rapide, selon nous, est d'extirper la tumeur au galvanocautère, et ensuite de faire une application d'électrophorèse et de vider en une seule séance la chambre pulpaire et les canaux.

En résumé, avec l'électrophorèse, non seulement on

peut opérer vite et bien, mais on a une méthode simple et
applicable à tous les cas de pulpite aiguë ou chronique.

Manuel opératoire. — Ici, avec encore plus de raison que pour un second degré, il faut appliquer la digue
et cela même dans les cas où il n'y a presque plus de couronne. Dans les cas difficiles ou impossibles, c'est à l'opérateur à s'ingénier pour se mettre à l'abri de la salive,
car on ne peut donner de règles générales à ce sujet.

La digue étant en place et l'opérateur ayant pris toutes
les précautions que nous avons déjà énumérées, on
applique un coton imbibé de cocaïne et on fait passer
progressivement le courant comme nous l'avons dit.

Si le patient accuse la moindre sensation, il ne faut pas
augmenter le courant, puis, au bout d'une dizaine de
secondes, s'il n'éprouve plus rien, on augmente de nouveau
jusqu'à ce qu'on atteigne 4 à 5 dixièmes de milliampères;
c'est là un maximum qu'il est inutile de dépasser. On
atteint en moyenne cette intensité au bout de deux ou trois
minutes, on fait alors passer le courant encore pendant
quatre ou cinq minutes, puis on le ramène graduellement
à zéro et on opère immédiatement.

Ici une question s'impose : Faut-il toujours vider les
canaux ou bien faire, dans les cas où il est indiqué, le procédé de Witzel, c'est-à-dire la résection de la pulpe de la
chambre et le coiffage des canaux. Cette question ne ren-
tre pas dans notre sujet et elle a été traitée par différents
auteurs, nous n'avons donc pas à la discuter ; nous tenons
à dire simplement que nous avons eu l'occasion, dans certains cas qui nous paraissaient propices, d'appliquer le procédé de Witzel, et nous en avons obtenu de bons résultats.

Toutefois, même lorsque le cas nous paraît le plus favorable, nous ne faisons pas d'obturation définitive immédiatement ; nous plaçons une couche de gutta de façon à remplir la chambre pulpaire, puis par-dessus nous faisons un ciment, et ce n'est que longtemps après, le plus longtemps possible, que nous faisons un amalgame ou une aurification, si toutefois ces obturations sont indiquées et si le ciment ne suffit pas.

Lorsqu'on doit vider les canaux, il faut alors généralement faire une seconde application d'électrophorèse, surtout si la dent malade est une molaire ou une première prémolaire supérieure. On arrive généralement à faire l'extirpation complète de la pulpe en quinze ou vingt minutes pour les dents à un seul canal et en vingt-cinq ou trente-cinq minutes pour les dents à plusieurs canaux.

Lorsque les canaux sont vides, on arrête l'hémorragie avec de l'eau oxigénée à 20 volumes ; on passe ensuite quelques mèches imbibées de chloroforme et l'on obture les canaux avec des cônes de gutta ou bien avec de la chlora-percha.

On peut alors, si l'on est absolument sûr d'avoir opéré d'une façon antiseptique et si le malade a suffisamment de patience, faire l'obturation définitive immédiatement après; sinon, on obture provisoirement la cavité en même temps que la chambre pulpaire à la gutta.

Observations.

Les observations 2, 6 et 9 sont dues à l'obligeance de M. Choquet.

SUJET	DENT TRAITÉE	ANTÉCÈDENTS de la DENT TRAITÉE	ÉTAT ACTUEL	INTENSITÉ du COURANT EMPLOYÉ	DURÉE TOTALE de L'OPÉRATION	OBTURATION
H. 32 ans	2ᵉ B. S. G.	Une crise de pulpite aiguë.	Carie face mésiale. Signes de pulpite.	0,5 M. A.	20 minutes.	Amalgame 8 jours après.
H. âge ?	2ᵉ B I. D.	2ᵉ degré avancé.	Pulpe mise à nu pendant préparation de la cavité.	0,6 M. A.	5 minutes seulement pour l'anesthésie.	Obturation quelques jours après.
H. 19 ans	1ʳᵉ M. S. D.	Pas de crise de pulpite.	Signes de 3ᵉ degré.	0,6 M. A.	18 minutes (procédé de Witzel).	Immédiate. Amalgame.
F. 28 ans	I. L. S. G.	Douleurs spontanées depuis 8 jours.	Signes de pulpite.	0,5 M. A.	18 minutes.	Provisoire à la gutta et obturation porcelaine 15 jours après.
F. 30 ans	C. S. D.	Une crise de pulpite	Carie 3ᵉ degré face distale.	0,4 M. A.	20 minutes.	Provisoire à la gutta 10 jours après aurification.
H. âge ?	1ʳᵉ M. S. D.	2ᵉ degré avancé.	Pulpe presque à nu.	0,2	3 minutes pour anesthésie seule.	Bon résultat.
H. 39 ans	2ᵉ M. S. D.	Signes de 2ᵉ degré depuis un mois environ.	Pulpite subaiguë. Carie face triturante	0,5 M. A.	35 minutes. 2 applications.	Obt. des canaux et de la chambre pulpaire à la gutta et, 10 jours après, amalgame.
H. 15 ans	1ʳᵉ P. M. S. D.	Signes de 3ᵉ degré depuis 15 jours.	Pulpite aiguë. Carie face distale.	0,4 M. A.	17 minutes (procédé de Witzel).	Obturation provisoire gutta, amalgame 10 jours après.
F. âge ?	I. L. I. G.	»	Pulpe exposée et déjà infectée.	0,3	4 minutes pour l'anesthésie seulement.	Obturation définitive quelques jours après.

CHAPITRE VI

CARIE AU 4ᵉ DEGRÉ

Nous ne pouvons, ici encore, donner tous les traitements de la carie au 4ᵉ degré, qu'il s'agisse d'un cas simple ou d'un 4ᵉ degré avec périostite ou encore d'une dent avec fistule. Ceci nous entraînerait à des considérations étrangères à notre sujet qui, forcément, seraient trop résumées et, par conséquent, inutiles à tous les points de vue. Nous nous contenterons donc d'exposer le principe qui constitue la base de tous ces traitements, et nous indiquerons ensuite le manuel opératoire de l'électrophorèse pour chacun de ces cas. Nous ne ferons pas ici de comparaison entre cette méthode et les autres, car si l'électrophorèse donne de bons résultats, on peut en obtenir de semblables, par exemple, avec l'air chaud et les essences antiseptiques.

Il ne nous appartient donc pas de tirer des conclusions pour ou contre l'électrophorèse dans le traitement de la carie au 4ᵉ degré ; ces conclusions ne pourront s'imposer qu'à la longue, lorsque la statistique le permettra.

Lorsqu'on se trouve en présence d'une dent atteinte de carie au 4ᵉ degré, avec ou sans complication, les indications sont les suivantes :

1° Drainer largement la chambre pulpaire et les cananx pour faciliter la sortie des liquides ou des gaz;

2° Réséquer les parties cariées et enlever tous les débris, particulièrement les débris de la pulpe ;

3° Désinfecter la dent ;

4° Traiter la complication s'il y en a ;

5° Obturer lorsque la guérison est achevée.

Nous n'avons à nous occuper ici que de la désinfection de la dent et du traitement des complications, et, à ce point de vue, à décrire les services que peut nous rendre l'électrophorèse.

Desinfection de la chambre pulpaire et des canaux. — Nous plaçons la digue, et après avoir desséché les canaux avec des mèches de coton montées sur les équarrissoirs, nous préparons dans une petite capsule de porcelaine stérilisée le mélange suivant :

Solution d'iodure de potassium à 50 0/0 : V gouttes.

Teinture d'iode et teinture d'aconit : II gouttes.

Nous imbibons une mèche de coton avec ce liquide, et nous l'introduisons aussi profondément que possible dans le canal. Nous avons soin de faire cette mèche suffisamment longue et volumineuse, afin qu'elle occupe non seulement toute la longueur du canal, mais aussi la presque totalité de la chambre pulpaire. Bien entendu, nous plaçons autant de mèches que la dent a de canaux.

L'électrode active est reliée dans le cas particulier avec le pôle négatif. Nous plaçons son extrémité au centre de la chambre pulpaire en exerçant une légère pression sur le coton.

L'électrode positive est placée dans la main du patient.

Nous faisons alors passer le courant, et nous atteignons progressivement 1 à 2 milliampères au maximum, nous attendons huit à dix minutes, et, au bout de ce temps, nous ramenons le rhéostat à zéro.

Nous sortons la mèche et nous la remplaçons par une autre imbibée de formol géranié, d'iode ou d'eugénol; nous faisons un pansement à la gutta, et nous attendons quatre à cinq jours. Au bout de ce temps nous sortons le pansement, et, si le canal est sec et si les mèches n'ont pas d'odeur, nous faisons une nouvelle séance de cataphorèse et nous obturons les canaux avec de la gutta, et la cavité avec la substance obturatrice indiquée suivant le cas.

Comment agit l'électrophorèse dans ces conditions?

La solution d'iode iodurée dégage, sous l'action du pôle négatif, de l'iode à l'état naissant. Cet agent est ainsi beaucoup plus actif, d'après la loi de Pasteur, et, d'autre part, il est porté à une certaine profondeur dans les tissus de la dent. Cette profondeur n'est pas bien grande, mais elle est suffisante pour désinfecter les tubes dentinaires et insuffisante pour amener des troubles dans les tissus voisins.

Nous avons pu nous rendre compte, par une série d'expé-riences, que l'iode est transporté de cette façon à une certaine distance dans la dentine qui avoisine le canal. Nous nous sommes servi pour cela de dents extraites depuis un temps plus ou moins long et conservées dans une solution phéniquée faible. Nous avons choisi de pré-férence des grosses molaires et nous avons rempli la chambre pulpaire avec une boulette de coton imbibée tan-tôt de la solution d'iode iodurée tantôt de ferrocyanure de potassium ou d'une substance chimique quelconque. Nous avons pu nous rendre compte, soit simplement d'après la coloration de la dentine, soit au moyen des réactifs, que l'iode ou le ferrocyanure se retrouvaient à 1 millimètre quelquefois de la lumière du canal ou de la chambre pulpaire.

Le médicament n'est donc pas transporté bien loin, mais si l'on songe que toutes les portions de dentine avoisinant la chambre pulpaire ou les canaux en sont imprégnées, on est en droit de penser qu'il y a là un bon moyen, non seulement de désinfecter les canaux, mais aussi la dentine elle-même.

Nous avons pu, de cette façon, guérir quelquefois en une et le plus souvent en deux ou trois séances, des caries au quatrième degré. Nous en donnerons plus loin quelques observations.

Lorsque le quatrième degré est compliqué de périostite, le traitement est le même; les séances doivent être toutefois un peu plus longues et un peu plus fréquentes. Il ne faut pas en outre atteindre dans ces cas une trop grande intensité, et un courant de 5 à 6 dixièmes de milliampères est suffisant.

Lorsque nous avons à traiter une dent ou une racine fistuleuse, nous modifions le traitement de la façon suivante : après avoir bien desséché le canal et avoir exploré la fistule avec un équarissoir stérilisé, nous introduisons dans cette dernière, aussi profondément que possible, une mèche de coton imbibée de la solution d'iode iodurée ; puis nous faisons passer le courant en appliquant le pôle négatif à l'orifice externe de la fistule gingivale et le pôle positif dans la main du patient. Nous faisons passer alors le courant pendant huit à dix minutes, et en ne dépassant pas 1 milliampère. Nous faisons immédiatement après une seconde séance, en plaçant cette fois la mèche de coton iodurée dans le canal, et nous opérons comme s'il s'agissait d'un quatrième degré simple.

Ceci fait, nous laissons une mèche antiseptique dans le canal et nous obturons à la gutta. Nous ordonnons des gargarismes antiseptiques fréquents et des badigeonnages de teinture d'iode dans la région de la fistule. Deux ou trois jours après, nous refaisons une nouvelle séance et, généralement, après trois ou quatre séances, la guérison est obtenue.

Bien entendu, nous ne parlons ici que des fistules gingivales, car lorsqu'il y a fistule cutanée, nous croyons qu'il est préférable, le plus généralement, de faire le traitement chirurgical, c'est-à-dire l'avulsion et le curetage de la fistule. Nous disons le plus généralement, car dans quelques cas on peut, si on le juge possible et utile, faire encore le traitement conservateur ; mais ceci sort du cadre de notre sujet et nous n'avons pas à rentrer dans cette discussion.

OBSERVATION I

R... M., dix-huit ans. — Ce jeune homme présente une carie au quatrième degré de l'I. L. S. D., face mésiale. Rien de particulier à noter dans l'examen général de la bouche. La dent malade n'est ni branlante, ni douleureuse spontanément à la pression ou à la percussion.

On agrandit la cavité et on passe des donaldsons barbelés dans le canal. On retire des débris d'aliments et de pulpe ayant une odeur très fétide. On dessèche avec des mèches de coton, et l'on fait une séance d'électrophorèse, avec mèche de coton ioduré dans le canal et pôle négatif à ce niveau.

Durée, dix minutes ; intensité, 1 milliampère.

Obturation provisoire à la gutta avec mèche imbibée d'iode dans le canal.

Trois jours après, deuxième séance d'électrophorèse, et, huit jours après cette dernière, obturation du canal à la gutta et aurification de la cavité.

OBSERVATION II

L... R., vingt et un ans. — 2ᵉ B. S. D., atteinte de carie au quatrième degré, face mésiale. Cette dent était soignée depuis un mois, et était toujours légèrement douloureuse à la pression.

Le canal est très accessible et les mèches ressortent sèches et sans odeur.

Séance d'électrophorèse comme ci-dessus, et obturation provisoire à la gutta.

Trois jours après, deuxième séance. Huit jours après, plus de douleur, troisième séance d'électrophorèse et obturation du canal et de la cavité à la gutta.

Quinze jours après, obturation définitive de la cavité à l'amalgame.

OBSERVATION III

X., étudiant, trente-deux ans. — Canine supérieure gauche. Carie au quatrième degré de la face proximale. Cette dent, soignée depuis à peu près un an, est toujours un peu douloureuse à la percussion. Le patient, qui s'observe beaucoup, raconte qu'il ne peut pas fumer un cigare sans éprouver le lendemain de la douleur sur le trajet de la racine. Cette douleur dure quelques jours, puis disparaît.

On dessèche le canal et on fait une séance d'électrophorèse. Le lendemain, deuxième application du courant.

Trois jours après les douleurs sont moins vives. On fait une troisième séance d'électrophorèse et un pansement à la gutta.

Le huitième jour, quatrième séance d'électrophorèse et obturation du canal.

Trois semaines après cette dernière, obturation de la cavité au ciment.

OBSERVATION IV

Incisive centrale fistuleuse : Guérison en une séance d'élec-
trophorèse iodurée.

R. Seize ans. — Ce jeune homme est traité depuis un mois pour une incisive centrale droite atteinte de carie au quatrième degré. Face distale et présentant une fistule gingivale située à 3 millimè-tres environ du filet médian et un peu au-dessous de l'apex.

On dessèche soigneusement le canal et l'on fait deux applications d'électrophorèse iodurée : l'une dans la fistule, l'autre dans le canal. La séance dure en tout trente minutes. On laisse une mèche imbibée d'iode dans le canal et l'on fait une obturation à la gutta.

Huit jours après, nous renvoyons le malade : la dent n'est pas douloureuse et la fistule est fermée. Nous obturons le canal à la gutta et la cavité avec un bouchon d'émail.

Deux mois après, nous avons des nouvelles du malade : il n'y a pas de récidive.

Nous jugeons inutile de donner ici d'autres observations, car elles se ressemblent toutes plus ou moins et n'offrent, par conséquent, rien de plus intéressant. Nous avons donné celles qui nous paraissaient des plus probantes, et nous nous proposons, d'ailleurs, de poursuivre l'étude de cette question, car ce n'est que par une longue observation qu'on peut affirmer la valeur d'une méthode lorsqu'il s'agit de traiter des dents atteintes de carie au quatrième degré.

CHAPITRE VII

KYSTES UNILOCULAIRES DES MAXILLAIRES

Ces kystes ont, comme l'indique leur nom, une seule loge et ne contiennent ni dent ni rudiment de dent. On en a distingué deux variétés, suivant qu'ils sont en rapport ou non avec une racine dentaire. Ceux qui sont en rapport avec une racine ont reçu le nom de kystes alvéolo-dentaires, périostiques, odontoplastiques, radiculaires, radiculo-dentaires. « Des recherches modernes, dit Heydenreich[1], tendent à démontrer que cette distinction n'est pas justifiée. » Nous croyons, toutefois, qu'au point de vue symptomatique il faut faire une distinction parmi les kystes uniloculaires des maxillaires.

Les uns, en effet, sont gros, leur volume dépasse celui d'une noisette; ils ont déformé l'alvéole, donnent peu de douleur du côté des dents et sont rarement en rapport direct avec les racines dentaires.

Lorsque ces rapports existent, ils sont, à notre avis, presque toujours secondaires, c'est-à-dire que le kyste, d'abord indépendant de la dent, présente plus tard des rapports plus intimes par suite de son accroissement.

---

[1] Heydenreich, *Traité de chirurgie*, 2ᵉ édition.

Quelquefois même l'apex finit par communiquer avec l'intérieur du kyste, et alors, lorsqu'on fait l'extraction de la racine, tout le liquide de la poche s'écoule par l'alvéole.

Le diagnostic de ces kystes est facile ; ils forment une tumeur lisse, arrondie, située au-dessus de la région alvéolaire du côté labial ou jugal. A l'examen des dents, on ne constate pas d'anomalie de nombre, mais on trouve presque toujours du côté correspondant à la tumeur une ou plusieurs dents affectées de carie au quatrième degré.

A la palpation, la tumeur donne généralement une sensation intermédiaire entre celle d'un abcès et d'une tumeur dure. Elle se laisse assez facilement déprimer et, quelquefois même, on a la sensation de flot. Dans certains cas, elle offre un peu de résistance et fait entendre alors, lorsqu'on exerce sur elle une certaine pression, une crépitation parcheminée due à la fracture de la coque plus ou moins ossifiée.

L'examen électrique permet de constater l'intégrité du sinus, sauf, toutefois, dans des cas assez rares, où le kyste a fini par s'oùvrir secondairement dans l'antre d'Higmore.

La ponction exploratrice permet de retirer un liquide brunâtre, parfois légèrement filant et présentant à sa surface des gouttelettes graisseuses. Le contenu est rarement purulent, à moins d'infection secondaire.

Le traitement de ces gros kystes est purement chirurgical et ne doit pas être traité dans le cabinet du dentiste, en raison de l'importance et de la longueur de l'opération et en raison des complications ou des accidents qui pourraient survenir. Nous n'avons donc pas à y insister, et si nous avons décrit aussi longuement leur symptomatologie, c'est afin de les différencier le plus nettement possible des suivants.

Les kystes qui sont en rapport de continuité avec une racine dentaire sont en général petits, leur volume est en moyenne celui d'un pépin de raisin dont ils affectent la forme ; ils sont quelquefois plus gros, mais ils atteignent exceptionnellement le volume d'une noix. Ils sont appendus à la racine, et l'orifice apical communique avec leur intérieur.

La membrane qui constitue le kyste se continue nettement avec la membrane qui entoure la racine, et leur contenu est toujours purulent ou butyreux. Ces petits kystes ne présentent presque jamais d'adhérences avec les tissus voisins et restent appendus, à la racine lorsqu'on fait l'extraction de cette dernière.

Leur diagnostic est parfois très difficile, d'autant plus que l'inspection, la palpation et l'éclairage électrique sont négatifs. Il faut se baser sur l'anamnèse et certains symptômes particuliers que nous allons décrire.

Il s'agit généralement d'une racine ou d'une dent dont la couronne a été plus ou moins détruite par la carie ; à une certaine époque, le malade a éprouvé des douleurs continues, lancinantes, avec sensation d'allongement de la dent, en un mot, il a eu des signes de périostite.

Depuis lors, il a eu de temps à autre des symptômes de périostite subaiguë, mais la racine reste plus ou moins douloureuse ; les gencives ne présentent rien d'anormal en temps ordinaire, et il n'y a pas de fistule.

Lorsqu'on veut traiter cette racine, on s'aperçoit que les mèches de coton introduites dans son canal en ressortent toujours humides et il faut passer quelquefois 40 à 50 mèches pour obtenir la dessiccation. Malgré tous les soins, au pansement suivant l'écoulement continue, et l'on arrive très difficilement à le tarir définitivement. Lorsque tous ces signes se trouvent réunis, on peut poser presque à coup sûr le diagnostic de kyste radiculo-dentaire.

Dans ces conditions on comprend que les pansements donnent peu de résultats; aussi le traitement est long, minutieux, et il arrive que le malade perd patience et ne revient plus, ou bien qu'on est obligé de recourir à l'extraction. Cette dernière a été jusqu'à maintenant le traitement de choix, et dans certains cas favorables on faisait, après résection du kyste et de l'apex, la réimplantation.

Mais la réimplantation demande un traitement ou tout au moins une surveillance consécutive assez longue, et, d'autre part, la consolidation ne se fait pas toujours très bien, en sorte qu'il est impossible d'affirmer au malade que la racine de sa dent ne sera pas expulsée plus ou moins rapidement.

M. Foulon[1] a proposé un traitement par le courant galvanique qui lui aurait donné d'assez bons résultats et dont voici le manuel opératoire tel que le décrit l'auteur :

1° Choix du courant : continu ;

2° Pôle positif dans le canal de la dent au moyen d'une sonde en platine très fine ;

3° Pôle négatif en pôle perdu dans la main au moyen d'une poignée en charbon de Chardin, mouillée d'eau salée;

4° Intensité : 1 1/2 ou 2 milliampères ;

5° Durée de l'application : dix minutes ;

---

[1] Foulon, *Revue internat. d'odontologie,* 1892.

6° Fréquence : tous les deux jours, jusqu'à épuisement de la partie liquide du kyste ;

7° Opportunité dans l'application du courant : à jeun ou trois heures après le dernier repas ;

8° Qualité du courant : bien continu et sans renversement ;

9° Précautions à prendre dans l'application du courant : vernir ou passer une solution éthérée résineuse sur la portion de l'électrode positive qui dépasse la dent ;

10° Soins consécutifs : nettoyer le canal selon les règles de l'art et y introduire une mèche antiseptique ;

11° Résultat : le plus souvent parfait et sans rechute.

Ce même auteur a fait en outre l'expérience suivante :
« Après avoir pris nos précautions et dispositifs pour expérimenter dans les meilleures conditions possibles, nous avons profité de la première dent kystique qui s'est présentée à notre clinique et voici ce que nous avons obtenu :

« Après avoir mis sur une plaque de verre un petit dé de chair de cheval et y avoir préalablement fait une cavité de grandeur voulue, nous avons introduit dans celle-ci la dent et son kyste pyogène, puis nous avons mis en action les pôles comme suit : Le pôle négatif piqué dans le dé de chair et le pôle positif dans le canal dentaire en poussant notre électrode le plus loin possible, de façon à ce que sa pointe dépasse le foramen de l'opérateur et vienne pointer dans le kyste. Avant d'aller plus loin, je dois dire que l'électrode positive doit être en platine et flexible, les constructeurs électriciens n'ayant jusqu'ici livré au commerce que des aiguilles rigides.

« Toutes précautions prises, nous avons fait passer un courant de 10 milliampères et, au bout de cinq minutes, nous avons constaté que nous avions un résultat favorable.

« Nous avons trouvé la poche kystique transformée en un nodule sclérosé et dans le canal un liquide incolore, facilement tarissable par les moyens connus. »

Nous avons répété dans les mêmes conditions l'expérience précédente et, au bout de dix minutes, nous avons constaté en effet que l'enveloppe de la tumeur était comme parcheminée.

Nous nous sommes donc demandé si ce durcissement était suffisant pour amener la guérison. Nous avons cru qu'il était nécessaire de se servir non seulement du courant continu et d'utiliser l'action escarrotique et sclérosante en pôle positif, mais d'utiliser en outre l'action électrophorétique du courant. Voici le manuel opératoire que nous proposons :

1° Dessécher le canal de la dent ;

2° Introduire le plus profondément possible une mèche imbibée d'une solution d'iode iodurée ;

3° Placer le pôle positif dans la dent et le pôle négatif dans la main ;

4° Faire passer le courant en atteignant lentement et graduellement 2 milliampères et pendant dix minutes ;

5° Ramener ensuite le courant à zéro ; intervertir les pôles et faire ainsi une seconde séance de dix minutes ;

6° Ramener le rhéostat à zéro, et faire un pansement antiseptique quelconque dans le canal avec obturation provisoire à la gutta.

Après une première séance, les douleurs disparaissent ou diminuent, l'écoulement est moins abondant et, en général, en trois ou quatre séances, on obtient la guérison. Nous ne pouvons pas affirmer qu'il n'y a pas de récidive, car pour cela il faudrait avoir suivi les malades pendant un certain nombre d'années ; jusqu'à maintenant, nous n'en avons pas constaté, d'ailleurs nous nous proposons, dans un travail ultérieur, de revenir sur ce point afin de fournir une statistique de plusieurs années.

OBSERVATION I

J. M..., vingt-trois ans. Bonne santé habituelle. Rien de particulier à noter dans les antécédents. Dentition en bon état. Pas d'anomalie de nombre. Bonne articulation.

Il y a deux ans, le malade éprouva une douleur assez vive au niveau de la 2e P. M. S. D.

La douleur était continue, lancinante, et la dent paraissait allongée. Ce sont là tous les commémoratifs que nous peut donner le malade. Depuis lois, les mêmes phénomènes se sont reproduits à plusieurs reprises, mais ne duraient pas plus de deux ou trois jours.

Jamais de gonflement ni d'écoulement purulent.

A l'examen, on constate que la couronne de cette dent est en partie détruite dans sa portion proximale. La chambre pulpaire et le canal sont nettement visibles. Les mèches introduites dans le canal avec un équarrissoir sont retirés humides, et l'on arrive difficilement à obtenir la dessiccation. On fait un pansement avec : essence de girofle et iodoforme, et l'on fait des badigeonnages de teinture d'iode sur la gencive.

Deux jours après, les mêmes phénomènes persistent et l'on ne constate pas d'amélioration. On soupçonne un kyste radiculo-dentaire et on fait une séance d'électrophorèse. Pansement sec dans le canal et obturation provisoire à la gutta.

Le septième jour, nouvelle séance d'électrophorèse et pansement identique.

Le douzième jour tous les phénomènes ont disparu, on fait une nouvelle séance d'électrophorèse et l'on obture le canal avec un cône de gutta.

Nous revoyons le malade un mois après et nous ne constatons rien d'anormal.

OBSERVATION II

Mlle L. B..., dix-neuf ans, sans profession. Rien de spécial dans les antécédents. Bonne dentition. Bonne articulation. Hygiène buccale assez bonne.

La malade vient nous consulter parce qu'elle éprouve depuis une dizaine de jours une douleur continue au niveau de ses deux incisives centrales inférieures. Elle ne se rappelle pas avoir subi de traumatisme; elle dit cependant avoir l'habitude de couper le fil avec ses dents lorsqu'elle se livre à des travaux de couture. Elle raconte aussi avoir éprouvé, il y a un an environ, des douleurs analogues et au même niveau.

A l'inspection, ces deux dents n'offrent aucune carie, mais l'I. C. I. D. présente une teinte grisâtre comme les dents mortes. Les deux dents sont branlantes, surtout celle de droite. Pas de tartre. Les gencives sont normales. A la palpation sur le trajet des racines, on constate une sorte de tumeur dure comme si la paroi antérieure de l'alvéole était projetée en avant. La percussion n'est pas douloureuse, mais à la pression la patiente accuse une certaine douleur.

En raison de la teinte grisâtre de l'incisive droite, on place la digue et l'on fait une trépanation de la dent, on ne trouve que quelques débris de pulpe que l'on retire avec le donaldson et qui n'ont pas d'odeur bien forte. On pénètre d'emblée très facilement dans le canal. Mais, par contre, on arrive très difficilement à le dessécher.

On passe une trentaine de mèches et l'on fait une séance d'électrophorèse iodurée. Pointes de feu sur les gencives.

Le troisième jour, peu d'amélioration. Deuxième séance d'électrophorèse.

Le septième jour, pas de douleur à la pression. Les mèches ressortent sèches. Troisième séance d'électrophorèse.

Le dixième jour, quatrième séance d'électrophorèse et obturation du canal à la gutta.

Le onzième jour on fait, le canal étant obturé, une séance d'électrophorèse à l'eau oxygénée pour amener la dépigmentation de la
dent (voir plus loin) et l'on fait une aurification.

Trois semaines après nous revoyons la malade, les dents sont
consolidées et la guérison s'est maintenue.

Observation III

M. E. F..., quarante-trois ans. Père et mère morts très âgés,
d'affection inconnue du malade. Dans ses antécédents personnels on
ne note que des convulsions dans son enfance.

Il a souffert souvent des dents et il aurait eu des fluxions à trois
ou quatre reprises.

Le malade vient nous consulter pour son incisive latérale supérieure gauche. Il aurait éprouvé depuis environ un an et demi des
douleurs lancinantes qui, au début, étaient calmées par la pression
mais qui, actuellement. au contraire, sont augmentées. Les douleurs
survenaient par périodes qui duraient trois ou quatre jours.

Jamais de fluxion.

Etat actuel. — Mauvaise dentition. Erosion sur presque toutes
les dents antérieures.

Les dents de six ans, sauf la supérieure gauche, manquent.

Nombreuses caries. Bonne articulation. Tartre et gingivite tar-
trique, surtout au niveau des incisives inférieurs. L'I. L. S. G.
présente une carie du quatrième degré intéressant la face proximale
et la moitié des faces antérieure et postérieure. Elle est douloureuse à la pression. Avec un tire-nerf, on retire du canal des débris
alimentaires en putréfaction ; on dessèche le canal, mais après
beaucoup de temps et de patience, on introduit une mèche imbibée
d'iode iodurée, et l'on fait une séance d'électrophorèse.

Trois jours après les douleurs persistent, la pression sur le trajet de la racine est encore un peu douloureux, surtout vers l'apex. On retire la mèche de coton, il n'y a pas trop d'odeur, mais elle est humide ; on passe de nouvelles mèches, on fait une deuxième séance d'électrophorèse de dix minutes, puis on laisse une mèche de coton dans le canal. Gutta.

Le huitième jour, c'est-à-dire quatre jours après la deuxième semaine de cataphorèse, les douleurs ont presque disparu et la mèche est retirée sèche.

Troisième séance d'électrophorèse de dix minutes.

Le douzième, jour la pression sur la dent et sur le trajet de la racine n'est plus douloureuse, la mèche retirée du canal est sèche et inodore.

Obturation du canal avec un cône de gutta et obturation de la cavité au ciment. Le malade n'est plus revenu.

On nous objectera peut-être, à propos de ces trois observations, que le diagnostic de kyste n'était pas prouvé ; nous répondrons toutefois que le doute n'était pas permis pour l'observation II, dans laquelle il y avait un commencement de déformation de l'alvéole en raison du volume de la poche.

Quant à l'observation I et l'observation III, lorsqu'une dent présente les phénomènes que nous avons décrits et qu'il est difficile d'amener le dessèchement du canal, on est en droit de porter le diagnostic de kyste radiculodentaire, car si l'on pratique l'extraction, on constate quatre-vingt-dix fois sur cent qu'on ne s'est pas trompé.

Enfin, nous croyons avoir suffisamment répondu à l'objection qu'on pourrait nous faire au sujet de la récidive.

CHAPITRE VIII

COLORATION ANORMALE DES DENTS.
DÉCOLORATION ET BLANCHIMENT

Les dents, à l'état normal, présentent, comme les cheveux, l'iris et la peau, une teinte variable suivant les individus. Cette diversité de coloration est très importante au point de vue de la prothèse, mais ici nous n'avons pas à nous en occuper.

Nous ne parlerons pas non plus de la coloration plus ou moins noirâtre qu'offrent les dents obturées avec certains amalgames, en particulier avec le Sullivan; ici, en effet, le noircissement est dû à la production d'oxydes ou de sulfures qui s'infiltrent dans la dentine et la colorent peu à peu.

Par contre, les dents mortes, et en particulier celles qui ont été dévitalisées à l'acide arsénieux, présentent une coloration terne, grisâtre, qui tranche sur la coloration normale des dents saines voisines.

Dans ces dernières, la dentine est baignée par le plasma sanguin, et la circulation lente mais continue de celui-ci donne à l'organe son aspect vivant et translucide.

Si, pour une raison quelconque, cette circulation est arrêtée, les sels en dissolution dans le sérum se précipitent et la dent devient opaque. Lorsque à cet arrêt de la circulation du plasma vient s'ajouter une extravasation sanguine dans les tubes dentinaires, la dent n'est pas seulement opaque, mais présente en outre une teinte rosée, bleuâtre ou brunâtre qui parfois n'est appréciable qu'à l'œil exercé du dentiste, mais qui souvent est assez visible pour tous.

Ces extravasations sanguines et, partant, ces colorations anormales sont produites par la dévitalisation de la pulpe et celle-ci peut être due à trois causes : 1° progression de la carie (quatrième degré); 2° traumatisme et étranglement des vaisseaux du foramen, et 3° application d'acide arsénieux.

Nous avons fait remarquer toutefois, à propos de l'acide arsénieux, que si l'on veut éviter cette coloration anormale, il faut décongestionner la pulpe et la faire saigner avant de l'appliquer.

Quoi qu'il en soit, lorsque l'hématosine s'est déposée dans les tubes dentinaires et que la dent présente une coloration anormale, il faut agir le plus tôt possible, car, comme le dit fort bien Andrieu, « le dentiste est d'autant plus puissant que le moment de son intervention est plus rapproché de celui de l'accident et que le sujet est moins avancé en âge ».

Avant d'aborder le traitement par l'électrophorèse, nous croyons utile de résumer brièvement les principaux procédés de décoloration de dents décrits par quelques auteurs.

Presque tous sont basés sur les propriétés décolorantes du chlore à l'état naissant. Les uns se servent du chlorure de chaux et en font dégager le chlore, tantôt avec l'acide oxalique (Huey), tantôt avec le chloroforme (Holmes), tantôt enfin avec l'acide acétique (Trueman). Les autres se servent d'un mélange de chlorure de soude et d'alun (Atkinson) ou bien de chlorure de soude et de borax (Howard Roberts).

Il y a une dizaine d'années, on a préconisé aussi le chlorure d'alumine humecté avec du peroxyde d'hydrogène.

Tous ces moyens sont bons et peuvent donner d'excellents résultats. Toutefois les uns nécessitent plusieurs séances, les autres agissent vite, mais il faut surveiller leur application, sinon ils peuvent occasionner des troubles locaux.

Avec l'électrophorèse on termine en une seule séance, et l'action du médicament cesse avec l'arrêt du courant et lorsqu'on juge que la décoloration est suffisante.

Manuel opératoire. — *Précautions à prendre avant.* — D'abord il ne faut jamais laver le canal ou la cavité avec de l'alcool, de la créosote ou un acide quelconque, car on coagulerait l'albumine contenue dans les tubes dentinaires et l'on détruirait leur perméabilité. On se servira exclusivement d'eau stérilisée.

On obturera ensuite l'extrémité apicale du canal avec un cône de gutta, afin d'empêcher la diffusion du médicament et de localiser son action sur la couronne et la partie la plus externe de la racine.

On desséchera soigneusement la dent, après avoir mis la digue, afin de rendre les tubes dentinaires plus perméables.

Manuel opératoire proprement dit. — Ces précautions étant prises, on prend une boulette de coton du volume de la cavité, et on l'imbibe d'eau oxygénée à 20 volumes fraîchement préparée. Le milliampéremètre étant à zéro, on applique l'électrode active (qui dans ce cas doit être mise en communication avec le pôle négatif) sur le coton, et l'on place l'électrode positive dans la main du patient.

On augmente alors graduellement le courant et l'on va jusqu'à 2 ou 3 milliampères. Au bout de cinq minutes on ramène doucement le rhéostat à zéro, on remplace la boule de coton par une autre semblable, imbibée également d'eau oxygénée et l'on rétablit, le courant dans les mêmes conditions. Cinq ou six minutes après la décoloration est suffisante, et il est rare qu'on soit obligé de faire une troisième application.

Ordinairement on termine en une seule séance, qui dure de douze à dix huit minutes, suivant que l'on a dû faire deux ou trois applications. Nous avons essayé de remplacer l'eau oxygénée par diverses substances telles que le bioxyde de soude en solution à 10 pour 100, le chlorure de sodium. Avec l'eau oxygénée et le bioxyde de soude, c'est l'oxygène qui agit, et avec le chlorure de sodium, c'est le chlore. Habituellement nous nous servons de l'eau oxygénée, car elle fait partie maintement de l'arsenal pharmaceutique du dentiste, nous l'avons donc toujours à notre portée et, d'autre part, c'est elle qui nous a donné les meilleurs résultats.

Les Américains emploient beaucoup le pyrozone, qui est une solution caustique contenant 12 pour 100 d'eau oxygénée dans de l'éther.

Les résultats obtenus avec le pyrozone sont peut-être un

peu plus rapides qu'avec l'eau oxygénée ordinaire à 20 volumes ; mais nous ne saurions donner d'opinion ferme là-dessus, car il est difficile de se procurer cette composition, nous n'en avons eu à notre disposition qu'un tube de 5 centimètres cubes, et nous n'avons pas pu en faire beaucoup l'expérience.

Nous avons recueilli quatorze observations de décoloration de dents au moyen de l'électrophorèse ; l'une d'elle a été déjà relatée à propos des kystes radiculo-dentaires (obs. II).

Ces observations n'offrent d'intéressant que le manuel opératoire, mais ce dernier est invariable et nous l'avons déjà décrit ; nous ne donnerons donc qu'un court résumé de chacune d'elles.

DENT	TEINTE	MÉDICAMENT	INTENSITÉ	DURÉE
I.C.S.G.	Grisâtre	$H^2 O^2$	2 M.A.	16 minutes.
1.B.S.D.	—	—	—	16 —
I.L S.D.	—	—	2,5 M.A.	15 —
C.S.D.	Brunâtre	—	2 M.A.	15 —
I.C.S.G.	—	—	—	16 —
C.S.D.	Grisâtre	—	—	12 —
I.L.S.G.	—	—	—	15 —
2.B.S.G.	—	—	—	14 —
1ᵉB.I.G.	Brun rougeât.	—	—	12 —
I.C.S.D.	Grisâtre	Pyrozone	—	14 —
I.L.S.D.	—	—	—	12 —
I.L S.G.	—	Chlor. de sod.	2,5 M.A.	15 —
C.S.D.	—	Chlor de chaux	—	14 —
I.L.S D.	—	$H^2 O^2$	2 M.A.	14 —

Dans ces observations nous n'avons pas donné le début

de la coloration anormale de la dent, car les souvenirs du
patient sont inexacts ou nuls dans la plupart des cas. On
peut toutefois prévoir la durée nécessaire de la séance
d'électrophorèse simplement d'après la coloration anormale
de la dent, suivant qu'elle se rapproche plus du rouge ou
du gris.

Lorsque la coloration de la dent est rougeâtre, la décoloration s'obtient vite, car dans ces cas la teinte anormale
date de quelques semaines ou de quelques mois à peine.
Plus au contraire elle se rapproche du gris et surtout du
gris noirâtre, plus la durée de l'opération sera longue.

En somme, et ce sera là la conclusion de ce chapitre,
on arrive toujours avec l'électrophorèse à détruire la coloration anormale des dents d'une façon assez rapide et sans
crainte de complications locales ou générales.

CHAPITRE IX

DE L'ÉLECTROPHORÈSE COMME MOYEN D'ANESTHÉSIE LOCALE AVANT L'EXTRACTION

Lorsqu'on a jugé que l'extraction d'une dent est indispensable et que l'on a décidé de faire de l'anesthésie locale, il reste à décider quel moyen d'anesthésie on va employer. Nous ne donnerons pas les diverses méthodes d'anesthésies locales et les arguments que les auteurs ont donnés en faveur de chacune d'elles, nous avons simplement à nous demander si l'électrophorèse peut nous être de quelque utilité.

Nous répondrons immédiatement que, jusqu'à nouvel ordre, nous croyons qu'avec l'électrophorèse cocaïnique, on obtient toujours une anesthésie insuffisante et incomplète, et, sur ce point particulier, l'électrophorèse doit céder le pas aux méthodes plus anciennes.

Nous allons tout d'abord donner la raison théorique de ce fait et nous donnerons ensuite les résultats de nos recherches et de nos observations. Ainsi que l'ont démontré les expériences de M. Aubert et celles de M. Destot, les médicaments et, en particulier, les alcaloïdes sont transportés à une très petite profondeur par le courant galvanique. En ce qui concerne l'application de l'électrophorèse cocaïnique sur la muqueuse gingivale, il est facile de s'en rendre compte en faisant des piqûres plus ou moins profondes dans la gencive.

D'un autre côté, il est difficile de maintenir l'électrode positive à l'abri des liquides buccaux, car, même en l'entourant de petits rouleaux de coton, la salive arrive toujours à son contact, malgré toutes les précautions et toute la peine que l'on peut prendre.

Enfin, en supposant que la cocaïne appliquée sur une muqueuse soit transportée plus profondément par le courant que lorsqu'on l'applique sur la peau, il n'en reste pas moins vrai que le courant se diffuse en arrivant dans l'organisme. Si l'on remarque, en outre, que les tissus durs sont mauvais conducteurs par rapport aux tissus mous, il est facile de se convaincre que les régions qui doivent être anesthésiées le seront trop peu ou même pas du tout.

Voici, à ce sujet, l'opinion de M. Gillet (de Newport) : « L'emploi de la cataphorèse cocaïnique pour l'extraction des dents est une erreur, le courant ne pouvant passer à travers l'alvéole tant qu'il est libre de suivre les tissus mous. »

Ces considérations, qui peuvent être résumées en ceci que l'action électrophorétique cesse de se faire sentir à une petite profondeur dans les tissus vivants, nous expliquent les insuccès de l'électrophorèse cocaïnique employée comme anesthésie locale avant l'extraction.

Nous ne décrirons donc pas les électrodes que l'on a inventées dans ce but. Parmi les plus simples, nous citerons seulement celles de M. Foulon[1], qui ont l'avantage de pouvoir être fabriquées par n'importe quel praticien.

---

[1] Foulon, *loc. cit,*

En voici la description : « J'ai pris une feuille d'argent que j'ai martelée et emboutie; j'ai découpé dedans, sur patrons pris d'après les plâtres de mon atelier, un certain nombre de petites feuilles que j'ai courbées et arrondies de diverses façons selon la position qu'elles auront à occuper à la partie antérieure ou postérieure de l'un ou l'autre maxillaire.

« Puis j'ai coulé à l'endroit voulu une grosse goutte d'étain destinée à recevoir les fils conducteurs de la pile au moyen de trous forés.

« Du côté opposé à celui devant reposer sur la gencive, j'ai appliqué une feuille de cire recouvrant également le grain de soudure, puis, tout autour de mon électrode ainsi protégée d'un côté, j'ai élevé avec de la cire, sur le côté opposé, un léger rebord de 2 millimètres de haut à arêtes vives intérieurement et à chanfrein chantourné extérieurement.

« J'ai mis le tout en moufle, j'ai perdu la cire, bourré à la vulcanite noire, puis paré et poli.

« J'ai donc en ma possession un certain nombre d'électrodes ad hoc dont les grains de soudure protégés de vulcanite, sont perforés pour recevoir les pitons des cathodes. »

Nous ne savons pas d'une façon précise si M. Foulon a obtenu des résultats satisfaisants, car son article est purement technique et n'est pas accompagné d'observations.

Nous avons pratiqué avec les électrodes les plus diverses l'électrophorèse cocaïnique avant l'extraction, et cette dernière, sauf sur quelques sujets nerveux et suggestionables, a toujours été douloureuse.

Nous avons obtenu dans quelques cas un certain degré

d'anesthésie, mais jamais la douleur n'a été aussi bien abolie qu'avec la piqûre de cocaïne.

Nous croyons néanmoins utile de décrire le manuel opératoire que nous avons suivi, car cela pourra éviter peut-être une perte de temps à ceux qui voudraient faire de nouvelles recherches sur ce point de la question.

L'électrode dont nous nous sommes servi en dernier lieu et qui nous a paru la plus pratique et la plus simple peut être fabriquée de la façon suivante :

On prend une cupule à polir de Wood et on la fixe à l'extrémité d'un mandrin ; on détrempe celui-ci et on le lime à son autre bout de façon à pouvoir le faire pénétrer dans le manche de l'électrode positive ordinaire que nous avons déjà décrite.

On place dans le fond de la cupule en caoutchouc un tampon d'ouate imbibée d'une solution de cocaïne à 30, 40 ou 50 pour 100. Ce tampon est en contact avec l'extrémité du mandrin qui sert à fixer la cupule et qui, par conséquent, joue le rôle de pôle positif. Quant à la cupule, elle sert de membrane isolante et protectrice ; s'adaptant exactement à la gencive, elle empêche aussi bien que possible l'arrivée de la salive au niveau du point où l'on veut faire agir le courant.

Nous nous sommes servi de solutions de cocaïne, de tropacocaïne tour à tour, à 20, 30, 40 et même 50 pour 100.

Nous l'avons employée tantôt en petite, tantôt en grande quantité.

Nous avons presque toujours renouvelé le coton une ou deux fois pendant chaque séance ; enfin, nous avons fait sur chaque patient deux applications, l'une labiale, l'autre palatine.

L'intensité du courant employé a varié entre 2 dixièmes de milliampères et 1,5 milliampère. La durée d'application a été tantôt de huit, tantôt de dix, tantôt de quinze à dix-huit minutes.

Nous le répétons, les résultats que nous avons obtenus n'ont pas été encourageants et à l'heure actuelle et jusqu'à nouvel ordre, nous basant non seulement sur des données théoriques mais aussi sur des expériences et des observations cliniques, nous concluons que l'électrophorèse cocaïnique, employée comme anesthésie locale avant l'extraction, doit être laissée de côté.

CHAPITRE X

CAUSES D'INSUCCÈS. — ACCIDENTS

Les causes d'insuccès sont assez nombreuses et méritent d'être étudiées avec attention, car c'est grâce à elles peut-être que l'électrophorèse a été jusqu'à maintenant si peu employée.

Elle peuvent venir du courant, de la dent, du patient et de l'opérateur.

Courant. — Il faut d'abord s'assurer, suivant les appareils dont on se sert, si le courant n'a pas été inverti.

On peut se servir pour cela du papier réactif ordinaire dont se servent les électriciens, ou, à défaut, simplement d'une boulette de coton imbibé d'une solution d'iodure de potassium. Le sel se décompose lorsqu'on applique le pôle négatif sur le coton et celui-ci se colore en brun par l'iode formé.

Lorsqu'on a pris toutes les précautions nécessaires, il faut s'assurer pendant l'opération qu'il n'y a pas de perte de courant et que ce dernier passe bien par la dent. On surveillera donc si l'électrode ne touche pas une obturation métallique d'une dent voisine, ou bien si elle ne repose pas sur le crampon qui sert à maintenir la digue. Il faut s'assurer enfin si l'électrode n'est pas en rapport direct ou indirect avec les parties molles. Dans ce cas, on risquerait non seulement d'avoir un échec, mais aussi de produire une escarre de la joue ou de la gencive comme le fait a été signalé par quelques auteurs. Nous ferons remarquer toutefois qu'avec l'intensité et la durée que nous avons l'habitude d'employer, cet accident doit être exceptionnel. Voici à ce sujet un cas intéressant publié par Heise *(Ohio Dental Journal,* 1897) : « Je ne m'étais pas aperçu que le porte-digue métallique touchait l'électrode négative mouillée que j'avais appliquée sur la joue suivant mon habitude, et comme j'avais affaire à un client de bonne composition et qui avait en moi la plus grande confiance, il ne se plaignit pas de la douleur brûlante qu'il devait éprouver ; la conséquence fut que la digue une fois enlevée, je constatai au point avec lequel le porte-digue était en contact, une cautérisation du tégument ; celle-ci n'était heureusement pas assez profonde pour laisser une cicatrice permanente. »

Une autre cause d'insuccès aussi est l'emploi d'une électrode positive trop petite ; c'est pourquoi nous avons l'habitude de placer, comme nous l'avons déjà dit, une boulette de coton aussi volumineuse que la cavité le permet.

Nous avons déjà vu qu'une grande cause d'insuccès était la présence de la salive, et qu'il fallait toujours mettre la digue lorsqu'on le pouvait.

Dent. — Les dents des sujets jeunes et, en général, celles dont les canalicules sont très perméables donnent les résultats les plus favorables. Au contraire, les dents des sujets âgés, les dents dites dures, et surtout enfin celles qui ont fait de la dentine secondaire sont plus difficiles à anesthésier. « Il est douteux que l'on puisse réussir dans certains cas, dit Gillet[1] (de Newport), quelle que soit la durée de l'application. Ce sont ceux où il s'est fait un dépôt de dentine secondaire, de structure dense et irrégulière, qui paraît opposer quelquefois un obstacle insurmontable au passage du courant suffisant. »

Nous laissons naturellement de côté les cas où les difficultés mécaniques d'isolement sont par trop considérables.

Patient. — Une seule fois le même auteur a dû renoncer à ce mode de traitement. Il s'agissait d'un sujet qui avait une telle prédisposition à la périostite alvéolo-dentaire qu'il était impossible de lui aurifier la moindre cavité. La sensibilité prononcée de la dentine céda dans ce cas, d'une façon normale, à l'électrophorèse cocaïnique, mais la péricémentite s'accrut notablement par l'irritation due au passage du courant.

Pour notre part, nous avons observé un cas un peu analogue à celui de Gillet. Une jeune fille de dix-neuf ans présentait une carie du deuxième degré, face triturante, première M. S. D. La cavité était très sensible et, bien qu'elle fût peu profonde, il était impossible d'en explorer le fond avec la sonde de Perry ou avec un Donaldson. Nous fîmes une séance d'électrophorèse cocaïnique pendant cinq minutes, avec une intensité maxima de trois dixièmes de M. A. Nous pûmes préparer facilement la cavité et nous nous assurâmes que la pulpe n'était pas à

[1] Gillet, *Cosmos*, août 1897 (résumé par Davis).

découvert. Nous fîmes une obturation provisoire à la gutta et nous donnâmes rendez-vous à la patiente pour le surlendemain. Lorsqu'elle revint, elle nous raconta que, trois heures après la séance d'électrophorèse, elle avait ressenti des douleurs lancinantes assez vives et que la dent lui avait paru allongée. Ces symptômes avaient duré cinq ou six heures, puis tout était rentré dans l'ordre.

L'examen de la cavité ne révélait rien d'anormal même avec la lampe électrique; l'exploration au donaldson était douloureuse partout mais on ne trouvait pas de point particulièrement sensible. La percussion de la dent et la pression n'étaient pas douloureuses. Nous fîmes une obturation à l'amalgame, et quinze jours après la dent ne présentait rien d'anormal.

De pareils faits sont exceptionnels et n'amoindrissent en rien la valeur de la méthode.

Mais on a fait des reproches plus graves à l'électrophorèse; on a prétendu, en effet, que la pulpe risquait d'être atteinte dans sa vitalité, soit par le courant, soit par la cocaïne. Nous réfuterons ce point particulier dans le chapitre suivant.

On a signalé encore des troubles visuels et cérébraux et l'on a publié deux cas d'empoisonnement dus à l'emploi de la cocaïne par la cataphorèse. Le premier en date est celui du Dr Moore [1] (de Francfort) et le second est celui du Dr M. W. Forster [2] (de Baltimore).

Dans l'un et l'autre cas, il y a eu simplement des symp-

---

[1] Moore, *British Journal of Dental science and Odontologie*, 15 mai 1898.

[2] Forster, *Dental Cosmos et Progrès dentaire*, 1898.

tômes indiquant un commencement d'intoxication et, par conséquent, *a priori* et même en admettant ces faits sans discussion, ils seraient insuffisants pour faire rejeter l'électrophorèse et nous priver des services qu'elle peut nous rendre.

Toutefois, malgré le peu d'importance de ces deux observations à ce point de vue, nous croyons utile de les discuter. Tout d'abord, nous ne voyons pas comment on peut arriver à intoxiquer son patient avec des doses de cocaïne aussi faibles que celles que l'on doit employer. Car, nous le répétons, une dose élevée est inutile, c'est à peine si, en procédant de la façon que nous avons décrite, on utilise 5 à 6 milligrammes de l'alcaloïde. Nous savons très bien que certains sujets ont une susceptibilité toute particulière pour la cocaïne ; mais, avec l'électrophorèse, le médicament ne pénètre pas très profondément, ainsi que cela a été démontré, et s'élimine très progressivement. Nous sommes absolument convaincu que l'électrophorèse cocaïnique n'est pas plus dangereuse qu'un badigeonnage de la gencive fait avec quelques gouttes d'une solution à 1/3°. D'ailleurs, l'expérience est là pour le prouver : on a utilisé pour les extractions avec l'électrophorèse cocaïnique des doses relativement formidables de cocaïne et l'on n'a jamais eu d'accidents, ou tout au moins nous n'en connaissons pas. Or, dans le cas du D' Moore, il s'agissait de traiter un troisième degré, et dans le cas du D' Forster de préparer une cavité du collet. Ici 5 à 6 milligrammes de cocaïne suffisent ; et si nous supposons même qu'on en ait employé 4 ou 5 centigrammes, nous ne croyons pas, pour les raisons que nous avons exposées plus haut, que les accidents soient imputables à l'électrophorèse cocaïnique.

Quant aux troubles visuels ou cérébraux que certains auteurs semblent redoûter, nous croyons qu'un courant d'une intensité de 1 à 2 milliampères est incapable de les produire. Pour notre part, nous n'avons jamais rien noté de ce côté, bien que nous ayons interrogé très minutieusement tous nos patients.

Enfin nous devons, pour être complet, relater un accident qu'il suffira de connaître pour qu'il ne se renouvelle jamais. Un praticien avait employé de l'acide arsénieux pour détruire une pulpe; le surlendemain de l'application de l'escarrotique, la pulpe étant toujours douloureuse, on eut l'idée d'employer l'électrophorèse cocaïnique. La pulpe put être enlevée par ce moyen, mais il se produisit les jours suivants une poussée de périostite due, d'après cet auteur, à l'entraînement de molécules d'acide arsénieux vers le périoste.

Opérateur. — Tous les insuccès et tous les accidents que nous venons de signaler sont, en somme, de peu d'importance, et sont faciles à éviter lorsqu'on connaît bien son outillage et le manuel opératoire. Mais c'est là précisément, croyons-nous, la plus grande cause des insuccès obtenus par les praticiens : c'est qu'ils ont des notions insuffisantes sur l'électricité médicale en général et sur l'électrophorèse en particulier.

Ce n'est pas notre opinion seulement que nous donnons, car si des auteurs plus expérimentés que nous ne l'avaient pas dit, nous ne nous serions pas cru autorisé à écrire une remarque semblable.

Voici d'abord ce qu'écrit Loeffler (de Saginaw) : « Il y a, du moins à mon avis, dit-il, un certain nombre de difficultés pratiques, qui empêchent l'électricité de se populariser parmi les dentistes comme parmi les médecins.

Je signale, avant tout, l'absence de tout enseignement théorique et pratique dans nos écoles publiques. » Le Dr Ambler de Claveland dit, de son côté : « La cataphorèse verra son succès augmenter avec ses applications, à mesure que les dentistes auront des instruments convenables et acquerront, par la lecture, les leçons d'autrui et l'expérience, les connaissances voulues pour assurer leur habileté. Car la cataphorèse doit s'apprendre comme tout le reste. »

Enfin Nelson Chitterling (de Bloomfield) prétend que la cause évidemment la plus grande des insuccès est l'incompétence des praticiens. « Il est inexcusable aujourd'hui d'essayer l'usage de cette méthode sans une étude sérieuse des travaux spéciaux et sans s'être familiarisé avec les appareils et les procédés. »

C'est pourquoi M. Papot[1] conclut, très justement du reste, qu'il s'associe pleinement à la remarque faite par Loeffler, et il demande que cette lacune soit comblée par l'organisation, à l'école dentaire de Paris, d'un enseignement théorique et pratique de l'électrophorèse.

---

[1] Papot, *loc. cit.*

CHAPITRE XI

OBJECTIONS

Il y a peu de découvertes en art dentaire qui aient soulevé de la part des praticiens autant d'objections que l'électrophorèse. Je crois qu'on en trouverait l'explication en relisant les citations qui terminent le chapitre précédent.

Il nous a semblé, en effet, que beaucoup d'auteurs et de praticiens critiquaient cette méthode sans l'avoir, non seulement essayée, mais même étudiée au point de vue théorique.

On a dit tout d'abord que l'électrophorèse était inutile, qu'elle pouvait être remplacée avec avantage par d'autres méthodes; qu'elle nécessitait une instrumentation nouvelle et compliquée et dont on pouvait se dispenser.

Nous avons vu, au contraire, que l'instrumentation et le manuel opératoire sont assez simples, et nous croyons avoir démontré, dans le cours de ce travail, que l'électrophorèse non seulement était utile, mais même était indispensable dans certains cas.

Le principal reproche qu'on avait fait jusqu'ici à la méthode, c'était la durée des séances et la perte de temps qu'elle occasionnait à l'opérateur.

Ce reproche ayant été formulé par des partisans de l'électrophorèse, nous allons l'étudier minutieusement et voir s'il est fondé.

Lorsqu'il s'agit d'abolir l'hyperesthésie de la dentine, combien de temps exige la préparation de la cavité? Si l'on ne fait de traitement d'aucune sorte, si l'on se sert seulement d'instruments très coupants, il y a des cas où l'on n'arrive à rien; le patient souffre, crie; l'opérateur s'impatiente, et, finalement, après beaucoup de peine, il faut se résoudre à faire un traitement quelconque. Voilà donc un cas où l'application de la cataphorèse aurait permis de préparer la cavité en une seule séance, et cela sans faire souffrir le patient et sans perdre de temps.

D'un autre côté, avec l'application des nombreuses substances médicamenteuses vantées à cet effet, on n'arrive pas toujours à un résultat immédiat : il faut faire revenir le patient; bref, il est rare que l'on puisse préparer la cavité dans une même séance.

Je ne parle pas de l'air chaud ni des vapeurs médicamenteuses sous pression, car ce traitement n'est pas toujours agréable pour le patient et, enfin, il est des cas où nous l'avons vu échouer.

D'ailleurs, nous avons assez longuement insisté dans d'autres chapitres sur la valeur de l'électrophorèse appliquée dans le cas d'hyperesthesie de la dentine. Nous avons montré qu'en douze ou quinze minutes on pouvait préparer une cavité hypersensible; par conséquent, nous nous contenterons ici de conclure que si l'électrophorèse n'est pas une méthode absolument à l'abri de tout reproche, il n'en est pas moins vrai qu'elle constitue, à notre avis, la meilleure méthode dans de pareilles circonstances. Elle permet d'opérer vite, car, en fin de compte, l'on gagne du temps au lieu d'en perdre.

Nous pourrions tenir le même raisonnement pour le traitement des troisième et des quatrième degrés, ainsi que pour le blanchiment des dents. Mais dans chacun de ces chapitres nous croyons en avoir dit assez pour justifier nos conclusions, et nous craindrions de tomber dans des redites inutiles.

On a reproché aussi à l'électrophorèse d'être d'une application difficile en raison des complications de l'instrumentation et du matériel opératoire. Nous croyons cependant qu'avec quelques notions d'électricité, tout le monde pourra, en quelques heures, connaître suffisamment le manuel opératoire pour traiter par cette méthode tous les cas qui pourront se présenter. D'ailleurs, c'est un reproche qui ne doit pas exister, car du moment qu'on est convaincu de la valeur d'un procédé, on doit l'apprendre et chercher à l'appliquer.

Nous avons insisté assez longuement sur les douleurs que l'on peut provoquer pendant l'application du courant; nous avons parlé aussi des douleurs post-opératoires, nous n'avons donc pas à y revenir.

Il ne nous reste plus maintenant qu'à voir si réellement, comme on l'a dit, l'électrephorèse cocaïnique pouvait avoir une action néfaste sur la pulpe dentaire.

On a pensé que le courant, soit par lui-même, soit concurremment avec la cocaïne, pouvait amener des troubles trophiques du côté de la pulpe. Nous avouons ne pas bien voir comment un courant de 1 et même de 2 milliampères pourrait léser un paquet vasculo-nerveux, si minime soit-il. Quant à la cocaïne, nous ne lui connaissons que ses propriétés anesthésiques et vaso-motrices. D'ailleurs, ce reproche a toujonrs été formulé platoniquement ; on n'a jamais donné les raisons sur lesquelles il était basé, et enfin, nous n'en avons pas trouvé d'exemple. Nous avons suivi des malades sur lesquels nous avions fait une ou plusieurs séances d'électrophorèse cocaïnique, et nous n'avons jamais trouvé consécutivement de douleurs à la percussion ni à la pression. D'ailleurs, nous nous proposons de réfuter cette objection d'une façon tout à fait positive et avec des expériences sur des animaux à l'appui.

D'autres auteurs ont pensé que si l'on ne pouvait invoquer l'action du courant ou du médicament, il devait arriver, en revanche, fréquemment, que l'opérateur ouvrait sans s'en douter la chambre pulpaire. Cette remarque est vraie, mais elle n'est pas un reproche. Il arrive quelquefois, en effet, dans les seconds degrés avancés, que l'on arrive avec la fraise sur la pulpe sans s'en apercevoir, en raison de l'anesthésie obtenue par l'électrophorèse cocaïnique. Pour éviter les complications que l'obturation immédiate amènerait dans ce cas-là, voici quel est notre ligne de conduite : lorsque la cavité est préparée complètement, nous l'explorons soigneusement si nous craignons le voisinage de la pulpe. Si l'on pique cette dernière avec l'instrument explorateur, on en est averti par une légère douleur accusée par le patient. Cette douleur est d'autant plus vive qu'il s'est écoulé plus de temps depuis l'application du courant. Au bout d'un quart d'heure en général, la pulpe redevient aussi sensible qu'à l'état normal et alors la douleur est caractéristique.

On est averti d'autre part de l'ouverture de la chambre pulpaire par un léger écoulement sanguin.

Donc, il est des cas où il est facile de se rendre compte avec un peu d'attention que la pulpe a été mise à découvert.

Dans les cas où cette constatation est difficile ou douteuse (ces cas sont rares d'ailleurs), on n'a qu'à faire une obturation temporaire à la gutta et renvoyer l'obturation définitive à quelques jours.

CONCLUSIONS

I. La cataphorèse, qu'on devrait appeler plutôt électro-phorèse, consiste à faire pénétrer dans l'organisme des substances médicamenteuses au moyen du courant continu.

Cette pénétration, même dans les tissus dentaires, ne se fait qu'à une très petite profondeur.

II. Les substances médicamenteuses employées sont généralement des corps composés ; elles subissent toujours l'action électrolytique du courant, et elles sont décomposées en anions et cathions avant d'être projetées contre les cellules vivantes.

III. Les métalloïdes et les acides sont des anions ; ils cheminent donc du pôle négatif au pôle positif et sont électro-négatifs. Les métaux et les alcaloïdes sont des cathions ; ils vont du pôle positif au pôle négatif ; ils sont électro-positifs.

Pour faire pénétrer les premiers, il faut mettre l'électrode active en comunication avec le pôle négatif ; et pour les seconds, au contraire, il faut faire agir le pôle positif.

IV. Le manuel opératoire de la cataphorèse en art

dentaire est assez simple. Il faut faire passer le courant très progressivement et éviter les interruptions brusques. Il faut aussi se mettre le plus possible à l'abri de la salive et bien s'asurer que le courant passe par la dent.

V. La cataphorèse cocaïnique est très utile dans le cas d'hyperesthésie de la dentine, car elle permet de fraiser et de préparer une cavité sans faire souffrir le patient.

Avec cette méthode, on peut aussi extirper la pulpe malade sans la dévitaliser et en une seule séance.

VI. La cataphorèse iodurée rend de grands services pour le traitement de la carie au quatrième degré avec ou sans complication, et pour le traitement des kystes radiculo-dentaires.

VII. La pigmentation ou coloration anormale des dents mortes est détruite facilement et rapidement par la cataphorèse avec l'eau oxygénée.]

VIII. Le courant employé est en moyenne de 2 à 4 dixièmes de milliampères pour l'hyperesthésie de la dentine et l'extraction de la pulpe.

Il est inutile de l'appliquer pendant plus de six a huit minutes.

Dans les autres cas, il ne faut pas dépasser 1 à 2 milliampères. La durée de l'application du courant est de dix à treize minutes, au maximum, pour le traitement des quatrièmes degrés et des kystes radiculo-dentaires, et de douze à dix-huit pour la décoloration des dents mortes.

IX. La cataphorèse cocaïnique, d'après nos expériences

et nos observations, ne nous paraît pas indiquée comme anesthésie locale avant les extractions.

X. Les insuccès et les accidents seront facilement évités par les opérateurs qui ont quelques notions d'électricité médicale et qui connaissent le manuel opératoire. Les accidents qu'on a signalés sont d'ailleurs bénins.

XI. Les objections qu'on a faites contre cette méthode sont fausses, ou insuffisantes pour la faire rejeter. Nous croyons au contraire que la cataphorèse deviendra de jour en jour d'un emploi plus courant en art dentaire.

TABLE

Lyon. — Imp. A. Rey, 4, rue Gentil. — 21774